고장 난 뇌와 몸을 위한 진정한 자양분

브레인 디톡스

백기자 · 안용균

KNOWLEDGE COMMUNITY 공동체

머리말

요즘처럼 다양한 매체에서 건강 정보를 쏟아내고, 건강에 대한 사람들의 관심이 높은 때도 드물 것이다. 질병을 일으키는 원인은 복합적이며 다양하다. 환경적인 요인, 가족력, 유전자의 변이나 기능, 또는 바이러스나 균 등의 외부적인 요인으로부터 기인된다. 유전자가 자신의 전략을 수행하기 위하여 발달시킨 것이 뇌라고 했다. 그만큼 뇌와 유전자는 밀접한 관계가 있다는 의미이다.

우리의 몸과 마음은 모두 뇌의 통제를 받고 있다. 인간 게놈의 배열순서는 모든 사람한테서 99.9% 이상 동일하게 나타난다. 나머지 0.1%의 차이로 누구는 건강하고 누구는 아프며, 누구는 크고 누구는 작으며, 또 누구는 머리 회전이 빠르고 누구는 우둔한지가 결정된다. 필자는 유전자의 기능도 노력 여하나 마음먹기에 따라 큰 차이를 만든다는 것을 많이 경험했다. 키 성장회사의 연구소장과 뉴로피드백 뇌 발달센터 운영자로서 아이들의 학습과 정서, 키 성장과 관련하여 거의 6,000건 이상 상담하고 훈련시킨 결과, 아이들의 학습 방식이나 행동성향, 정서적 특성뿐만 아니라 키 성장까지도 그 아이만의 독특한 뇌기능에서 기인한다는 것을 알았다. 또한 성인들의 정서나 정신적인 불편함도 결국 뇌가 조절하는 것이다.

고장 난 뇌와 몸, 어떻게 고칠 것인가?

의학의 발달로 평균 수명이 늘어났지만 서구화된 식사와 불규칙한 식생활 등 나쁜 생활 습관에 의한 병은 급증하고 있다.

특히 동물성 지방이나 유지류를 많이 먹고, 설탕이나

소금의 과다 섭취, 식이섬유의 부족, 인스턴트 식품의 범람으로 인해 비타민, 미네랄 등 필수 영양소가 부족해지면서 영양 불균형에 의한 여러 가지 증상이 생기고 있다.

건강의 첫걸음은 바로 균형 있는 식사를 하는 것인데, 사실 아무리 골고루 먹으려 해도 실천하기가 쉽지 않다.

그 이유는 우리 뇌와 몸에 필요한 영양소가 어떤 것인지 제대로 알지 못하기 때문이다. 우리의 몸과 마음 그리고 영양과의 필연적인 관계를 정확하게 알아야 고장 난 뇌의 상태를 정확히 파악할 수 있고, 원인을 정확히 알게 되면 해결하는 방법도 쉬울 것이다.

우리가 일상적으로 느끼는 정신적인 상태들은 뇌의 영양결핍, 염증, 미토콘드리아의 변이 그리고 장 누수증후군 등에 시달리기 때문에 나타난다.

이 책에서는 경고등이 켜진 몸을 치유하는 방법, 정신적 불편함을 치유하는 진정한 방법 등을 알아보겠다.

인체는 외부의 침입자나 체내의 이상 세포로부터 스스로를 보호해야 한다. 몸과 뇌를 건강하게 하고 기억장애, 주의력결핍, 기분장애에서 회복되기 위해서는 우선 신체 시스템이 우리의 건강과 뇌에서 어떤 역할을 담당하는지 알아야 한다. 이 보호 시스템이 제대로 작동하지 않거나 과잉 반응할 경우 병이 생긴다. 고장 난 뇌는 모든 만성 질환뿐 아니라 모든 정신과 및 신경과 질환의 핵심 주제이다.

꽤 오랜 시간 '뇌'를 강의해 오면서 놓쳐서는 안 되는 내용들을 건강을 위한 마중물이 되기를 바라는 마음에서 정리한 결과물이 바로 이 책이다.

이 책에서 소개하는 뇌의 특징과 영양을 이해하고 활용한다면 아이들의 학습뿐만 아니라 성인들의 건강한 삶을 영위하는 데 도움이 될 것이다. 또한 모든 이들에게 뉴로피드백의 특성을 알리고 이를 통하여 행복한 삶에 큰 도움이 되기를 바라는 마음이다.

차 례

01
CHAPTER

우리의 뇌는?

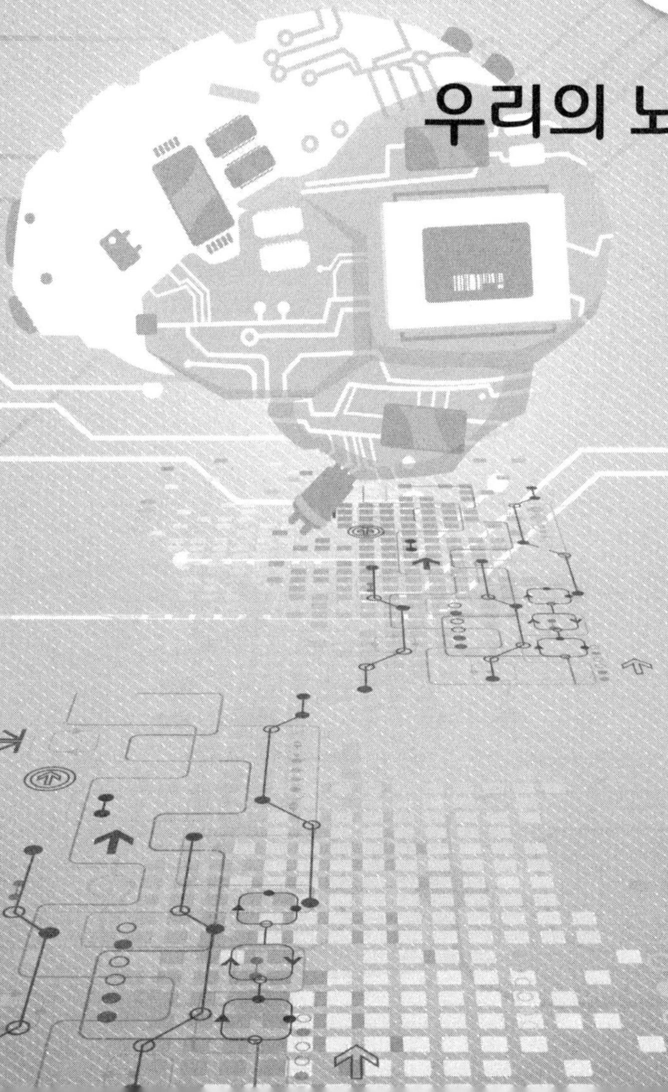

CHAPTER 01

우리의 뇌는?

01

뇌의 구조와 기능

인간의 뇌는 약 1,000억 개의 뇌세포와 약 10조에서 100조 개의 신경 네트워크로 구성되어 인간의 모든 정신활동과 육체활동을 조정한다. 신생아의 뇌 무게는 350g 정도이지만 성인은 그 4배가 되는 약 1,400~1,500g 정도이다. 몸무게의 단지 2%, 신문지 한 면 크기의 표면적밖에 안 되지만, 전체 에너지의 20%, 산소 소비량의 25%를 소비한다.

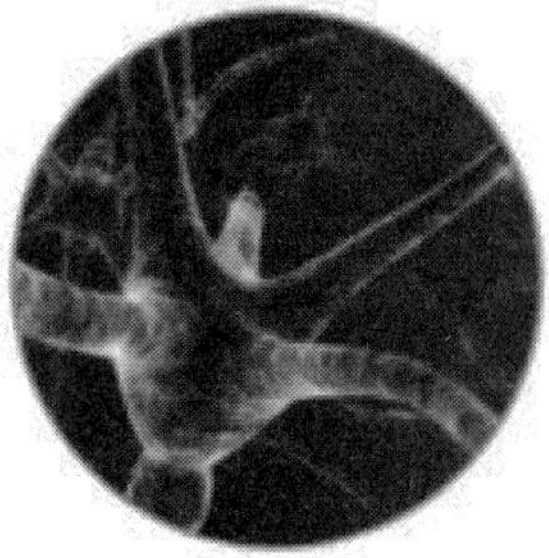

인간의 뇌는 한 순간에 만들어져서 완성되는 것이 아니고 키 성장과 같이 무려 15년이라는 긴 시간에 걸쳐 천천히 완성된다. 뇌의 활성 여부는 얼마나 많은 신경세포들이 치밀한 네트워크로 연결되어 있는가에 달려 있다. 신경망은 자연이 만들어 낸 최고의 정보 통신망이다. 소위 천재들의 뇌는 신경 네트워크가 보통 사람들보다 훨씬 치밀하게 발달되어 있어 정보교환이 활발하게 이루어진다. 신경 네트워크를 통해 수많은 정보들이 초고속으로 동시다발적으로 처리된다. 신경 네트워크는 올바른 교육과 훈련에 의해 계발된다. 따라서 뇌는 평생 동안 끊임없이 변화하고 발달한다.

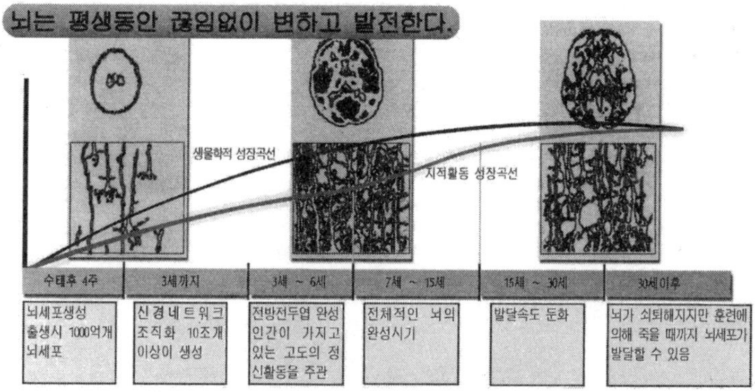

뇌기능의 변화 과정

뇌의 구조는 세 개의 막(경막, 지주막, 연막)과 척수액에 싸여 있어 부딪혀도 쉽게 파괴되지 않는다. 대뇌피질은 전두엽, 측두엽, 두정엽, 후두엽으로 나누어져 있다.

어느 책에서 뇌의 기능을 쉽게 설명해 놓은 문구가 있어 도움이 될 듯해서 적어본다. 아이들이 학교에서 친구들과 놀다가 담을 뛰어넘기로 했다. 대뇌피질은 뛰어넘자고 했고, 그러자 전두엽이 해마와 편도체에게 물어본다. 해마에게는 비슷한 걸 뛰어넘은 기억이 있는지 묻고, 편도체에게는 안 다칠까, 무서울까 묻는다. 종합적인 판단은 전두엽이 한다고 표현했다. 또한 창조라는 것은 전두엽의 의욕과 측두엽의 경험이 합쳐져야 나온다고 한다. 또 '아침에 일어나서 습관적으로 학교 가야지'는 전두엽의 역할, '싫지만 학교 가야지'는 편도체의 역할이고, '자주 하는 일이니까 학교는 가야만 한다'라는 판단은 해마의 역할이라고 설명하고 있다.

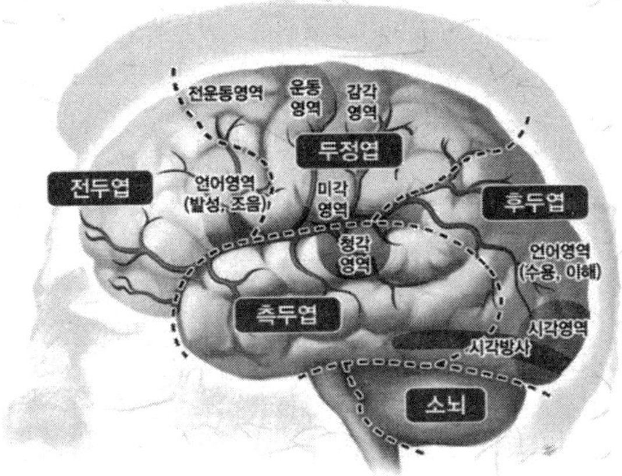

뇌의 각 부위명과 기능

학교에서 수업시간에 선생님이 칠판에 문제의 답을 쓰라고 했을 때 우리 뇌에서는 어떤 일이 일어나고 있을까? 자판의 글이 전투부대처럼 일사불란하게 동공을 통해 망막에 맺히고, 망막세포가 시신경을 통해 시각중추가 있는 후두엽에 전달한다. 후두엽이 언어중추로 보내 해독을 시킨다. 문맹자일 경우, 읽어낼 수가 없다는 것은 언어를 담당하는 뇌에 글자가 저장이 되어 있지 않았기 때문이다. 전두엽은 생각을 글로 만들기 위해 언어중추의 도움을 받아 답을 작성한다. 이때 글을 쓰기 위해 운동중추가 손 근육에 명령을 한다. 반듯하게 잘 쓰라고. 기저핵과 소뇌의 도움 없이는 마구 떨려서 몇 글자 적지 못하거나 혹은 비뚤비뚤하게 답을 적을 것이다.

간단한 답 하나 적을 때도 우리 뇌가 이와 같이 여러 과정을 거치는 것처럼, 실로 방대한 일을 하는 뇌는 아직도 많은 베일에 싸여 있다. 뇌의 신경세포는 인형극에서 인형에 실을 위아래로 연결하여 흔드는 것처럼 신경세포에 전기가 통하게 함으로써 신체를 조정한다. 즉, 신경세포는 곧 전선이고, 세포에 전기가 흐르는 것은 세포가 활성화되어 일을 한다는 것이며, 신경세포끼리는 붙어 있는 것이 아니라 시스티나 성당의 천장화 '천지창조'에서 아담과 하느님의 손이 닿을 듯 말 듯한 형상이다.

02

상위 뇌, 중위 뇌, 하위 뇌

기능 면으로 우리 뇌는 크게 두 가지로 나누어 볼 수 있다. 첫째로는 상위 뇌, 중위 뇌, 하위 뇌로 나누며, 둘째로는 좌뇌와 우뇌로 나눈다.

호두 모양으로 생긴 우리 뇌는 제한된 공간 안에 많은 신경세포들을 담기 위해 라면처럼 쭈글쭈글한 모양으로 생겼고, 뇌의 찌그러진 주름을 펼치면 신문지 두 면 정도의 표면적이 된다. 우리의 뇌 속에는 모든 기억들과 공부한 내용, 기분이 나빴을 때와 좋았을 때의 감정 등이 저장되어 있다.

첫째, 상위 뇌, 중위 뇌, 하위 뇌로 구별할 때, 하위 뇌는 뇌간과 소뇌로 이루어져 호흡, 혈압, 심장박동과 같은 살아가는 데 꼭 필요한 역할을 하며, 생명의 뇌 혹은 파충류의 뇌라고도 한다.

중위 뇌는 상위 뇌와 하위 뇌의 다리 역할을 하며 우리의 기분과 감정, 기억을 담당하여 감정의 뇌 혹은 포유류의 뇌라고도 한다. 기분을 표현하는 것은 포유류만이 할 수 있기 때문이다.

상위 뇌는 대뇌피질로 고도의 정신 기능과 창조를 할 수 있는 인간 고유의 뇌이며, 이성의 뇌라 부른다. 이 대뇌피질이 발달한 덕분에 사람은 인류문명을 창조하게 되었고, 이성적이고 살기 좋은 환경으로 변화시켜 왔다고 볼 수 있다.

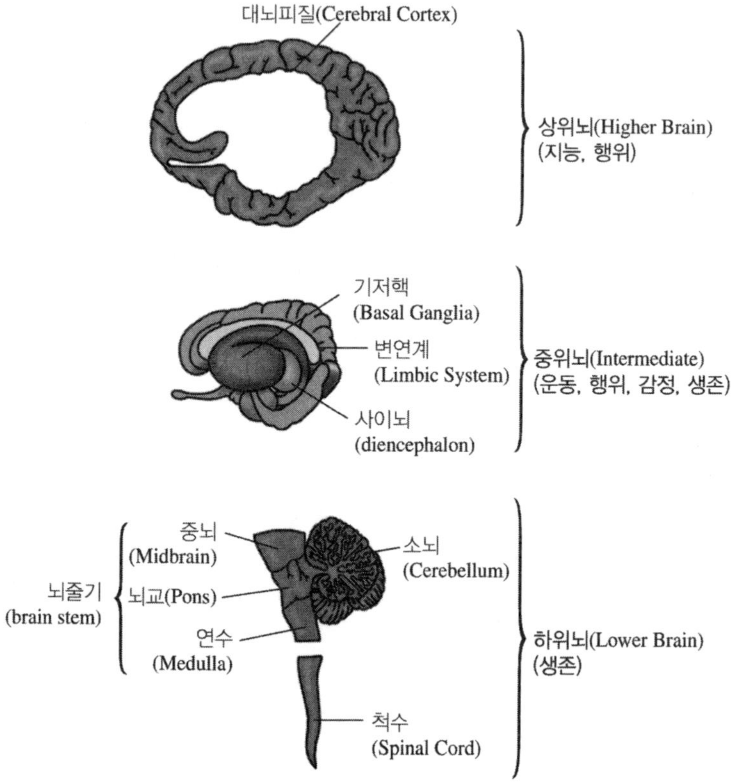

둘째, 좌뇌는 언어뇌라고도 하며 좌뇌가 발달하면 말을 잘하고, 사람의 감정과 느낌 혹은 생각을 음성언어 또는 문자언어를 통해 정확하게 표현할 수 있으며, 복잡한 문제가 요구하는 사항을 정확하게 판단하고 분석하며 이를 순서대로 풀어 나가는 능력이 우수하다. 언어기능에 있어 의학적으로 오른손잡이는 좌반구에 언어 기능이 98% 있으며, 왼손잡이는 70%가 좌반구에 언어 기능이 있고, 30%는 반반이라고 밝혀져 있다. 의학적으로 확인하고 싶다면, 내경동맥의 오른쪽동맥은 우반구에 있으며, 왼쪽동맥은 왼쪽에만 연결되어 있어 동맥에 마취약을 주사하여 어느 쪽에 언어 기능이 집중되었는지 알아볼 수도 있다.

우뇌는 이미지 뇌라고도 하며 그림이나 음악 감상, 스포츠 활동 등 상황을 파악하는 능력과 예술, 창조 작업 같은 감각적인 분야를 담당한다. 기억을 이미지화하여 머리에 파일 형태로 저장하고 필요할 때 꺼내 쓰는 능력도 있다.

하지만 중요한 것은 좌뇌형, 우뇌형이라는 말은 맞지 않고 전뇌를 고루 발달시켜야 한다는 것이다. 학습 상담을 하다 보면 우리 아이 적성이 어느 쪽인지 종종 물어보는

데, 뇌는 이과와 문과 구별이 없다. 그 아이가 무엇에 관심을 가지고 뇌를 어떻게 발달시키느냐에 달려 있다.

또 혈액형으로 성격이나 학습 패턴을 결정 지으려는 사람들이 참고했으면 하는 점이 있다. 혈액형과 성격을 함부로 연관 짓는 것은 삼가야 한다. 근거 없는 한마디가 상처를 줄 수 있으며, 편견이나 차별을 유도하는 것은 바람직하지 않다. 성격을 혈액형으로 판단하는 근거는 과학적이지 않다. 혈액형에 따라 유전자가 다른 것은 사실이다. 유전자는 적혈구 표면의 단백질에 당 접합체(글리코폼)를 달라붙게 하는 효소를 결정하므로, 혈액형이 다르면 적혈구 표면 상태가 달라진다. 단, 혈액순환 상태가 다르면 뇌의 생리작용이 다를 수 있다. 그러나 이것이 성격의 차이로 이어지지는 않는다.

예를 들면, 일본은 A형이 40%이며 서쪽으로 갈수록 A형이나 O형의 비율이 늘어난다. 북쪽 지역은 B형의 비율이 약간 높다. 미국인의 절반은 O형이며, 인도는 B형이 40%, 태국이나 홋아이누 사람(홋카이도 원주민)들 중에는 AB형이 많다. 태국인은 33%가 AB형이다. 그리고 남미인

90%가 O형이다. 때문에 성격을 혈액형으로 판단할 근거가 희박하다.

03

뇌의 발달 시기

좌뇌와 우뇌의 발달 시기를 살펴보면 그 시기가 다소 다르다. 우뇌는 4세에서부터 7세 사이가 가장 많이 발달하고, 좌뇌의 경우는 7세에서부터 9세 사이이다. 그러니까 아이들의 뇌는 세 살이 되기 전까지는 우반구가 더 발달되며, 좌반구는 막 성장을 시작하기 때문에 유아들에 있어서 첫 3년 동안은 우뇌가 일을 더 많이 한다고 볼 수 있다. 이렇게 좌뇌와 우뇌가 하는 일에는 차이가 있지만 좌뇌는 언어뇌, 우뇌는 이미지 뇌로서 서로 정보를 교환하면서 공동 작업을 하고 있는 것이며. 그래서 좌뇌 형인가 우뇌 형인가가 아니라 양쪽 뇌를 조화롭게 발달시키는 전뇌(좌우뇌 균형)가 가장 바람직하다.

태어날 때 뇌신경 세포는 엉성하게 이어져 있지만 영양과 교육, 운동, 환경 등에 의해 필요한 신경가지는 뻗어가며 뇌신경 세포 망을 튼튼히 만들어 간다.

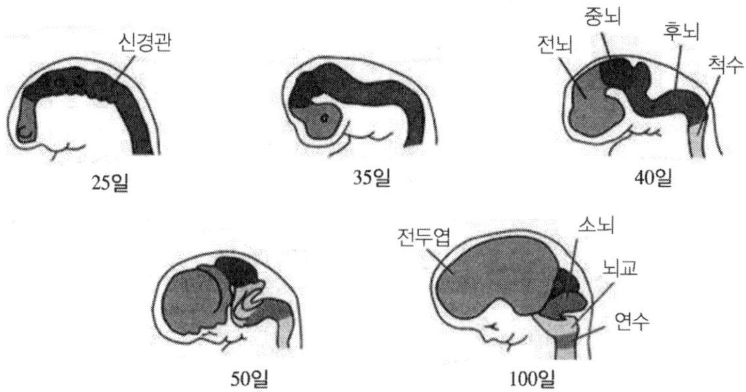

뇌의 발생

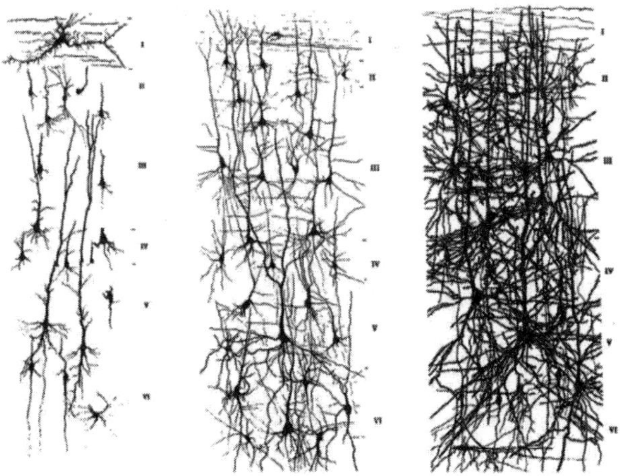

신경 네트워크의 발달

3세까지의 우리 뇌를 보면 생후 1년 동안에 발달되는 전뇌 신경 네트워크는 전체의 약 60%가량이 완성되며, 생후 2년에서 3년 동안은 전체 뇌신경 네트워크의 발달 시기로 전체 네트워크의 약 80%가 완성된다. 유치원 시기는 비로소 인간다운 사고능력을 키우는 시기이며, 아이들은 지적 호기심이 강하게 되어 질문이 많아진다. 이유는 뇌 전체 네트워크의 90%가 완성되고, 그동안 저장된 다양한 정보들이 종합되면서 새로운 분석능력과 사고능력이 생기면서 질문들이 많아지는 것이다.

인간의 뇌는 좌뇌와 우뇌가 기능적으로 분화되어 있는데, 이것이 절대 따로따로 작용하지는 않으며, 15세까지는 좌우뇌가 통합되는 시기이다. 좌우뇌의 역할분담은 작업효율을 극대화시키기 위한 것이고, 실제로 한 가지 정보를 처리하기 위해서는 좌뇌와 우뇌가 협력적으로 일하게 된다. 뇌 발달은 외부 정보를 스스로 처리해야 한다. 외부에서 주입되는 주입식 교육과 단순 반복학습은 뇌 발달을 편향되게 만들고 신경 네트워크의 발달도 느리게 만든다.

또한 여자와 남자의 뇌의 기능 차이는 300가지 정도가 존재한다. 두뇌 조직에 대한 해부학적 차이로 언어와 청각에 관련된 뇌중추의 경우 여자가 11% 더 많은 신경세포를 가지고 있으며, 여자는 2만 개의 단어를 사용하고 남자는 7,000개의 단어를 사용한다. 정서와 기억을 형성하고 유지하는 부분인 해마 상 융기도 여자가 남자에 비해 더 크며 분노를 억제할 수 있는 격막 부분도 여자가 더 발달되어 있다. 당면한 문제에 집중하여 옳은 판단을 내릴 수 있는 전전두엽 또한 여자가 크며, 성숙도 1~2년 더 빠르기 때문에 어렸을 때에는 여자가 남자에 비해 더 어른스럽다. 반면에 행동과 공격성을 지배하는 뇌 중추(편도)는 남자가 여자에 비해 더 크기 때문에 감정조절이 어려우며, 충동성이 높다. 하지만 인지적 공감과 방향감각, 관련자의 관점을 고려·조합할 수 있는 두정엽은 남자가 발달되어 있어서 흔히 남자가 길을 더 잘 찾는다. 남보다 앞서려는 욕구, 감정을 조절하고 기본적인 사회적인 실수를 저지르지 않도록 막아주는 대상회 부분도 남자가 더 발달되어 있다.

시상하부에 위치한 성적 추구 영역, 충동에 할애된 공간도 남자가 여자에 비해 2.5배 더 크며 자폐스펙트럼장애나 아스퍼거 장애(사회성 결여와 같은 문제)의 경우 남자가 여자보다 발생빈도가 8배 이상 높다. 슬픈 반응을 보이는 사람에게 남자들은 40% 반응하며 여자들은 90%가 반응을 보인다. 이는 TV나 영화를 볼 때 여자들이 잘 우는 이유이기도 하다. 정서적인 이미지를 관찰할 때 여자들은 9개 영역과 좌우뇌를 동시 사용하며, 남자들은 2개 영역과 한쪽 뇌만 사용한다. 동기부여의 중추라고 하며 동기 보상을 유발하는 도파민을 생산하는 복측 피개 영역은 남자의 뇌에서 더 활성화되어 있다.

04

인간의 본성 시상하부

시상하부는 자율신경을 조절하는 곳으로서 호르몬과 행동적 생체주기와 복잡한 신경내분비계의 항상성 유지 등과 같은 다양한 생체 반응을 조절하는 곳이다. 그 예로 시상하부는 음식 섭취, 성, 체온, 배고픔, 갈증, 피로, 수면, 생체 주기 등을 조절한다. 또한 교감신경과 부교감 신경을 모두 조절하고 몸의 항상성을 조절하는 중요한 역할을 하며, 약 5g 정도에 불과한 아주 작은 부위이지만 많은 일을 하고 있다. 호르몬의 이상이나, 식욕에 관련된 많은 질환들이 시상하부와 관련되어 있다. 아이들의 키 성장과 식습관과 깊은 관계가 있으며 병적으로 작은 키, 비만, 발육부진, 학습장애를 나타내는 증후군들은 뇌의 시상하부의 식욕, 수면, 정서, 성기능 중추에 문제가 생겨 발생하는 것으로 추측되고 있다.

02

CHAPTER

7가지 핵심 시스템

CHAPTER 02

7가지 핵심 시스템

01

고장 난 뇌와 몸

고장 난 뇌, 무엇이 문제인가?

몸과 뇌, 어떻게 고칠 것인가?

'고장 난 뇌' 정도의 차이는 있지만 현대를 살아가는 우리 모두의 뇌는 병들어 있다! '고장 난 뇌'라니 이상하게 들릴 수 있다. 그렇지만 '고장 난 뇌'는 전 세계적으로 11억 명의 사람들(아이들 6명 중 하나, 어른 2명 중 하나 꼴이다)에게 영

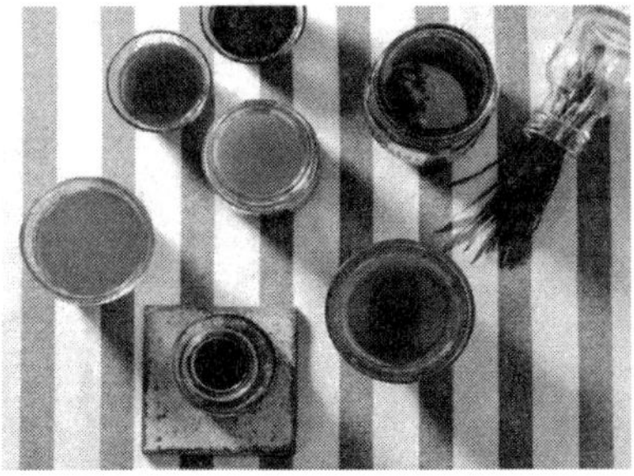

향을 미치는, 눈에 보이지 않는 전염병이라 하였다. 전체 인구의 4분의 1이 평생에 한 번은 비정상적인 뇌의 심각한 영향을 받는다고 한다. 고장 난 뇌는 불안, 우울, 양극성장애, 성격장애, 섭식장애, 중독, 강박충동장애, 주의력결핍장애, 자폐증, 학습장애, 난독증, 정신분열, 치매 및 알츠하이머병, 파킨슨병 같은 모든 뇌질환을 총칭하는 말이다. 그리고 인지장애, 분노, 급격한 기분 변화, 수면장애 같은 고통을 수반한다.

인간의 마음과 행동을 궁극적으로 조절하는 것은 뇌이다. 뇌와 신체가 긴밀하게 연결되어 있다는 사실이 점점 분명해지고 있다. 뇌 역시 신체의 일부라고 할 때 신체 시스템의 이상이 뇌로 이어지는 것은 당연한 일이다. 지금까지는 뇌 화학물질의 불균형을 정신 질환의 주범이라고 여

졌지만, 이제 뇌라는 협소한 영역을 벗어나 신체 시스템의 화학적 문제 혹은 대사 문제로 보게 되었다. 즉, 뇌를 치료하기 위해서는 신체적 문제를 주목해야 한다는 것이다.

- 전화기를 냉장고 속에 넣고 당황한 적이 있는가?
- 피곤하거나 집중력과 기억력이 떨어져 일을 제대로 할 수 없었던 경험이 있는가?
- 정신적으로, 정서적으로 불편하여 소통에 문제가 있었던 경험이 있는가?·
- 약속 장소에 가는 것을 잊어버리곤, 그런 자신을 도무지 이해할 수 없을 때가 있는가?

최근에는 이런 증상을 경험하는 사람이 의외로 많다. 교통사고나 비만은 눈에 보이기 때문에 비교적 정확하게 진단할 수 있다. 그러나 정신적인 불편함이나 기억력 상실은 소리도 나지 않고 눈에 보이지도 않는다. 뇌와 관련된 비정상적인 양상들은 본인은 물론이고 가족과 친구들에게까지 영향을 미친다. 우리가 우울하고 무기력해지며 기억력과 집중력이 떨어지는 것은 우울증이나 주의력결핍장애나

치매에 걸려서가 아니다. 내 몸속의 장이 병원균의 침입으로 누수가 되어 상태가 엉망이며, 영양을 제대로 공급받지 못하여 영양결핍이 되어 있고, 각종 오염물질에 중독되어 염증을 일으키며, 호르몬이 균형을 잃었기 때문이다. 그리고 각종 활성산소로 인한 세포의 변이 때문에 미토콘드리아들이 에너지를 제대로 생산해 내지 못하기 때문이다.

02

7가지 핵심 시스템

우울증, 불안증, 신경쇠약, 주의력결핍, 치매 등은 서로 다른 문제인 것처럼 보이지만, 사람에 따라, 나이에 따라 다른 모습으로 나타날 뿐 사실은 모두 동일한 근본 원인에서 파생된다.

경고등이 켜진 몸을 치유하는 방법, 정신적 문제를 치유하는 열쇠를 알아보도록 하겠다.

신체의 건강은 물론이고 뇌를 건강하게 하고 기억장애,

주의력결핍, 기분장애에서 회복되기 위해서는 우선 신체 시스템이 우리의 건강과 뇌에서 어떤 역할을 담당하는지 알아야 한다. 인체의 핵심 시스템은 우리가 느끼는 모든 기분, 사고, 감정, 행동, 기억에 영향을 미치기 때문이다. 비정상적인 뇌기능이나 몸에서 일어나는 여러 가지 질환들의 요인들은 다음과 같은 7가지 핵심 시스템의 오작동으로 기인된다고 본다. 유전자의 변이나 기능 역시 핵심 시스템의 영향에서 자유로울 수는 없다고 본다. 우리의 뇌나 몸에서 일어나는 문제가 동일한 근본 원인들에서 비롯되는 것과 마찬가지로 그 해법 역시 의외로 모두 동일할 것이다.

- 장 누수 증후군
- 뇌와 몸의 염증
- 불균형한 영양
- 호르몬의 불균형
- 미토콘드리아의 변이
- 중금속 중독
- 뇌기능의 문제

03

장 누수 증후군

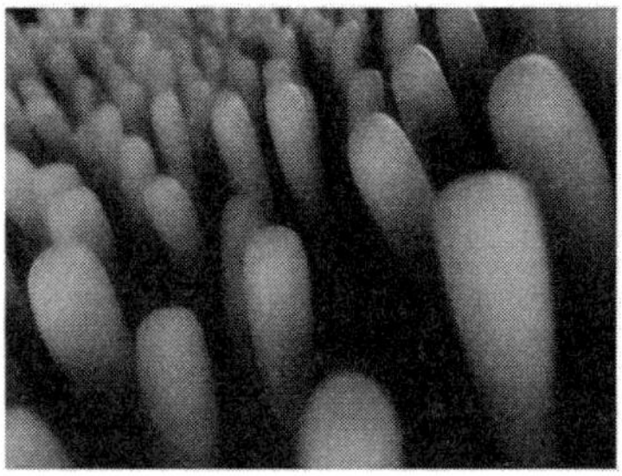

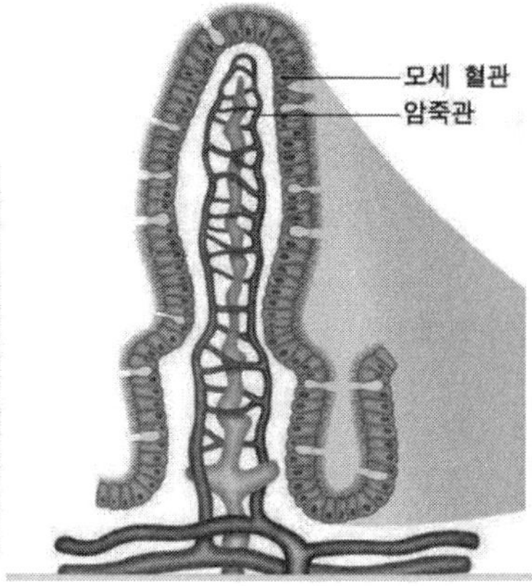

융 모

장 누수 증후군(leaky gut syndrome)을 제거하라!

인체의 면역기능은 70% 이상을 장에서 담당하고 있으며, 우리 몸에는 1,000조 개 이상의 미생물이 서식한다. 장내에만 100조 개의 미생물이 존재한다. 수억 종의 세균이 현미경으로 보면 마치 꽃밭처럼 보인다 하여 '플로라'라고 부르는데, 그 장내 미생물의 세력구도에 따라 건강이 좌우된다. 하물며 장내 미생물의 세력 구도가 비만 여부도 결정한다. 뚱보 균이 우점하면 포도당의 흡수를 비정상적으로 촉진하며, 날씬 균이 우점하면 탄수화물을 장에서 분해, 배출해 버려 살이 빠지는 것이다.

우리가 섭취한 음식은 입속에서 저작 운동에 의해 탄수화물이 소화되고, 위에서 단백질이 소화된다. 연동작용에 의하여 십이지장을 통과하고 소장에 이르러 담즙과 이자액에 의해 흡수되며, 청탁이 나누어져 찌꺼기는 대장으로, 영양분 중 수용성은 혈관 속으로, 지용성은 암죽관으로 이동한다.

사람들은 음식을 소화시키는 곳이 위라고 생각하지만 사실은 장이다. 우리가 섭취한 음식물을 흡수하는 곳이기 때문이다. 원래 소장에서 영양흡수가 이루어질 때 선택적인 흡수가 이루어진다. 완전 소화된 영양성분이 소장 점막에 접촉이 이루어지면 소장 점막에서 판단하여 인체에 이로운 성분이면 문을 열어 흡수시키고 해로운 성분이면 문이 열리지 않는다는 것이다. 그런데 장 점막에 구멍이 뚫려 있으면 장 점막의 방어 작용은 깨어지고 독소나 세균 등이 그 구멍을 통하여 무차별하게 혈관으로 들어오게 된다. 장 속의 곰팡이 균이 번식하는 과정에서 장 점막에 구멍을 뚫는데, 이 일련의 과정에서 장의 내용물이 누수되는 현상인 장 누수 증후군(leaky gut syndrome)이 나타난다. 그렇게 진행되어 다양한 증상들이 나타날 수 있는데 이는 만병의 원인이 될 수 있다. 혈관 속에서는 항체가 형성되며 나쁜 물질들을 내보내게 된다. 이 과정에서 재채기, 콧물, 발진 등이 나타나게 되는 것이다.

장은 적절한 영양 상태와 면역계의 균형을 유지하고 독소를 적절히 제거해야 한다. 뇌가 건강하기 위해서도 장의 원활한 기능은 필수다. 뇌는 신경계 피드백이나 면역 활동 그리고 장에서 만들어지는 각종 해로운 물질을 통해 장에서 일어나는 일을 즉시 알아챈다. 소화계는 노폐물을 제거할 뿐 아니라 내부의 독소와 세균, 잠재적 알레르겐으로부터 우리를 보호해야 한다. 주로 장 속에 번식하고 있는 균은 칸디다 균이며 소장에서 칸디다 균과 락토바실리 유산균은 상반적인 관계이다. 글루텐이나 카제인을 소화하지 못하는 경우는 항생물질이나 곰팡이 독에 의하여 펩타이드 수치가 높아지며, 면역계에서는 펩타이드가 외부 물질처럼 보여서 반응을 보이는 과정에서 각종 염증이 발생된다. 이와 같은 장 누수 증후군과 연관되는 질환은 류머티즘 관절염, 루프스, 강직성척추염, 과민성대장염, 편두통, 만성 두드러기, 크론씨 병, 아토피, 두드러기, 주의집중 저하, 자폐 등이다.

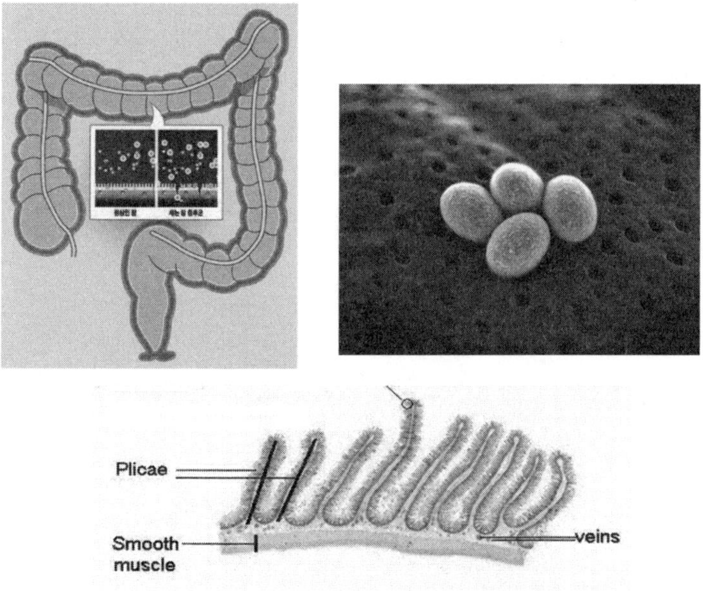

곰팡이에 의해 구멍이 난 비정상적인 장과 정상적인 장의 모습

SOLUTION

장 누수의 원인은 인공감미료나 식품첨가물, 방부제, 단 음식, 기생충 감염 등이다. 카제인이나 글루텐의 영향도 크며 고단위 유산균의 섭취가 가장 중요하다. 유산균(lactobacteria)과 유해균(harmfulbacteria)의 비율은 85 : 15가 바람직하다. 소장에는 락토바실러스(lactobacillus), 대장에는 비피도박테리움(bipidobacterium)균이 있다. 프로바이오텍스(probiotex)와 유산균의 밥 프리바이오텍스(prebiotex)를 섭취하도록 하며, 프로와 프리를 합친 신바이오텍스(synbiotex)가 출시되어 있다. 유산균의 밥으로는 식이섬유가 좋으며, 프락토올리고당(fructo-oligosaccharide)이 시판되고 있다. 유산균을 처음 섭취하는 경우는 한 달 정도는 개인의 상태에 따라 정량의 몇 배 정도를 섭취하는 것이 바람직하다. 산양의 초유나 당나귀 우유가 인간의 모유 성분과 가장 유사하므로 면역을 올리기 위하여 아이들도 섭취하면 좋다. 아연은 장 점막 재생에 효과가 있다.

04

염 증

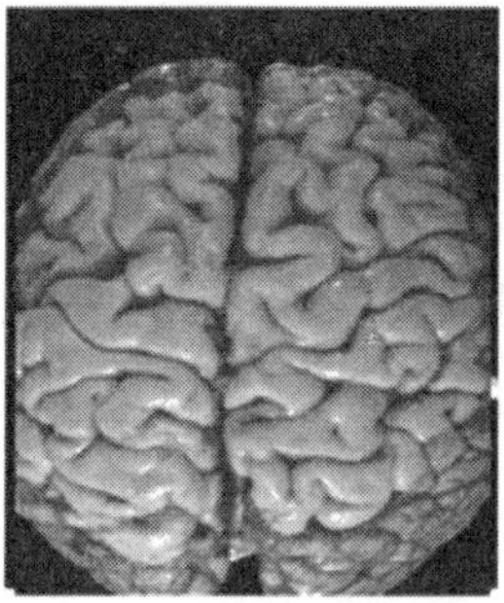

〈정상뇌〉

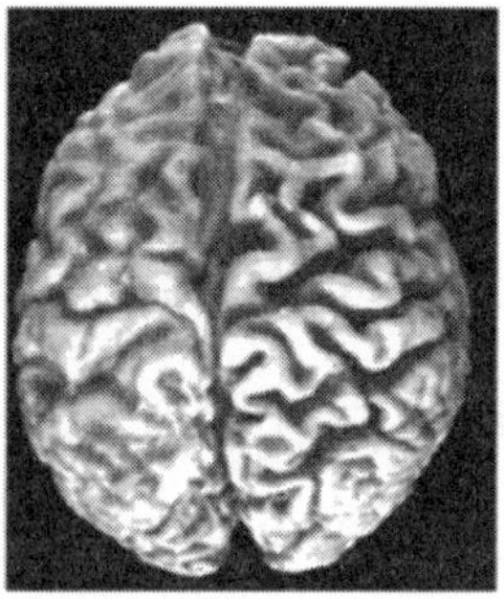

〈알츠하이머병 뇌〉

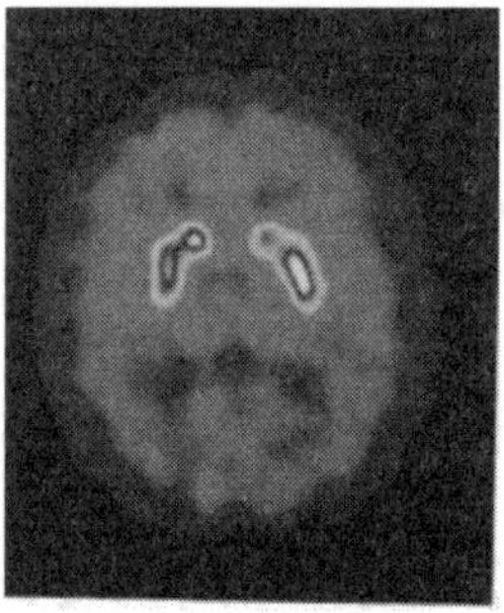

〈정상뇌〉

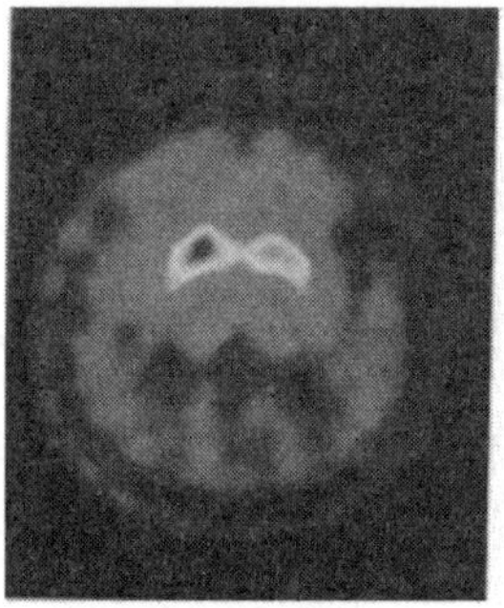

〈파킨슨병 뇌〉

알츠하이머병의 뇌와 파킨슨병의 뇌

이 세기를 살고 있는 우리들의 몸과 뇌는 염증으로 인해 힘들어하고 있으며, 미국의 경우 세 명 중 한 명이 염증으로 인한 질병으로 고생하고 있다. 1,400만 명이 알츠하이머병에 걸릴 것으로 예측되고 있으며, 염증의 덩어리인 체지방이 과도하게 축척되는 비만인구가 세계적으로 빠른 속도로 증가하고 있다. 우리나라와 아시아 다른 국가도 예외는 아니다. 염증의 원인은 다양한 신경내분비학적 물질들과 에너지 대사에 관련되는 여러 요소들이 유전적 또는 현상적으로 아주 복잡하게 연관되어 나타나며, 불규칙한 식습관, 과다한 음식 섭취, 내분비계통 질환, 유전적 요인, 정신적 요인 및 지나친 약물 복용 등이 현실적인 원인이 될 수 있다고 설명하고 있다. 또 글루텐과 카제인 등으로 제대로 소화되지 않은 단백질 펩타이드가 뇌 속 신경전달물질의 기능을 방해하고, 이상 반응 등은 흥분 독소가 되어 뇌 세포를 손상시키며, 염증으로 전이된다.

신경 및 내분비계 질환과 관련한 염증은 그 발생원인이 여러 가지로 밝혀져 있는데, 부신피질을 자극하여 코르티솔이 과잉 생성됨으로 인하여 스트레스가 발생 원인이 되기도 한다. 코르티솔은 부신피질 자극 호르몬(ACTH)에 의해 생성되며, 부신피질 자극 호르몬(ACTH)은 지나치게 활성화된 뇌하수체 세포들에 의해 과잉 분비가 일어나게 된다. 코르티솔의 과잉생산은 몸속 여러 곳에 활성산소를 생성하고, 이 활성산소에 의해 세포의 변이가 염증으로 전이 된다.

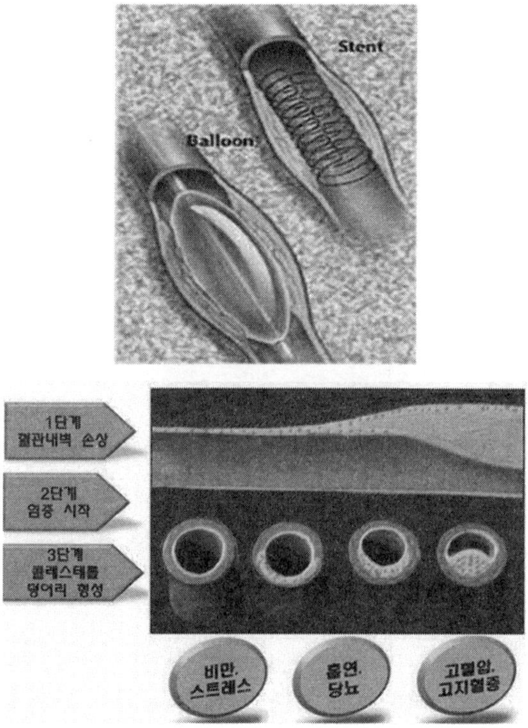

혈관 내벽의 손상 진행과정

또한 세포가 끊임없이 세포 분열을 하는 과정에서 사멸된 세포의 찌꺼기가 배출되어야 하고, 새로운 세포가 복제될 때 필요한 재료가 공급이 되어야만 한다. 이 단순하고도 반복적인 과정이 정상적으로 진행되지 않으면 염증이 유발된다. 또한 과잉 섭취된 탄수화물에 의해 체지방 분해 능력이 감소하면서 과잉의 지방 부산물이 체지방으로 재축적되어 염증이 되기도 한다. 우리 몸은 신진대사 노폐물과 독소(우리가 음식과 공기, 물, 약을 통해 환경으로부터 받아들이는)를 제거해야 한다. 인체는 외부에서 들어오는 세균이나 체내의 이상 세포로부터 스스로를 보호해야 하며, 이 보호 시스템이 제대로 작동하지 않거나 과잉 반응할 경우 병이 생긴다. 뇌의 염증은 모든 만성 질환뿐 아니라 모든 정신과 및 신경과 질환의 핵심 주제다. 우리의 뇌는 천억 개의 세포로 필요한 정보를 받고, 보내고, 해석하며, 이러한 정보는 미엘린 수초로 둘러싸인 뉴런을 통해 전달된다. 이 수초의 화학적 성분은 지방(fat)이다. 좋은 지방(smart fats)을 공급하여 뉴런의 막과 수초를 건강하게 유지하는 것이 매우 중요하다.

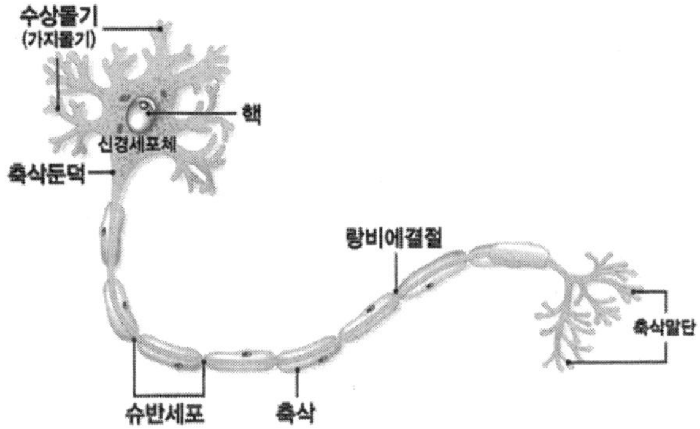

미엘린 수초로 싸여 있는 신경세포

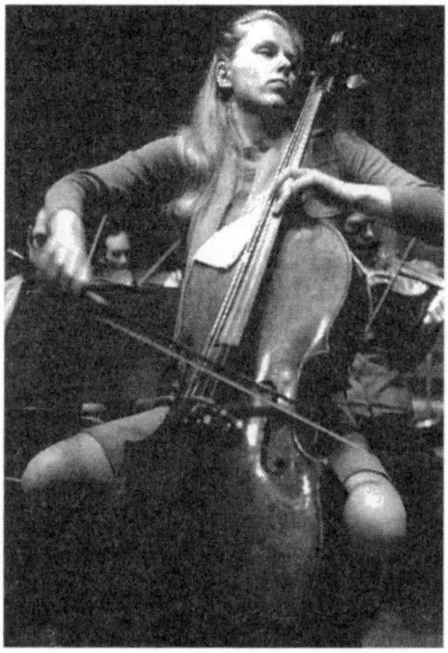

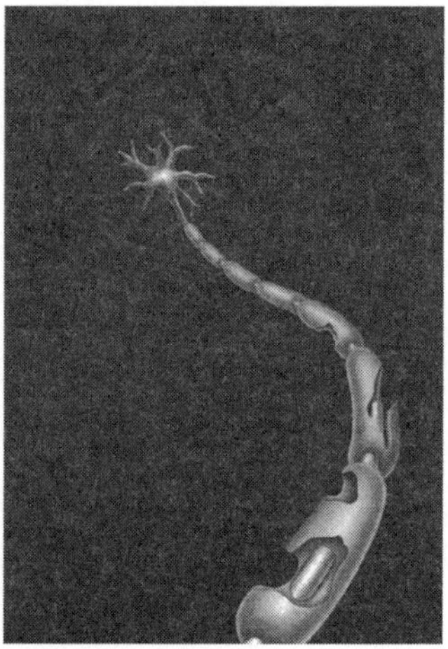

다발성경화(미엘린병)

다발성경화 등의 질환은 신경세포가 비정상적인 수초 미엘린으로 인해 발생한다.

SOLUTION

독소나 찌꺼기가 배출되기 위해서는 가장 중요한 것이 물이다. 상담을 하다 보면 95%의 사람들은 각자의 몸에서 필요한 수분 섭취가 이루어지지 않고 있었다. 하물며 아이들의 키 성장에도 가장 중요한 부분은 물의 섭취이다.

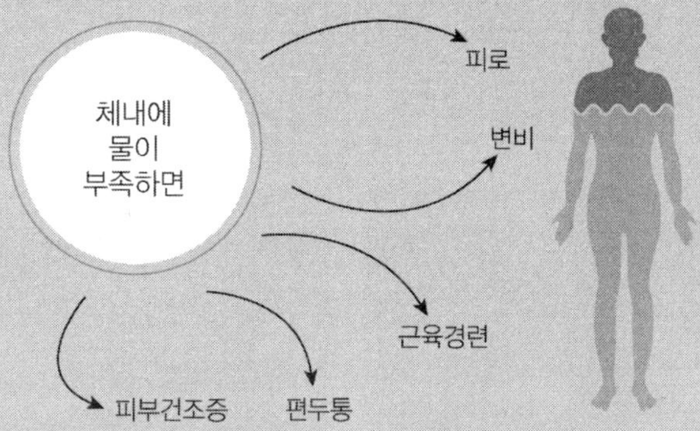

물은 우리 몸의 신진대사 노폐물과 환경으로부터 받아들이는 독소들을 제거하는 데 도움이 된다. 하루에 본인 몸무게의 4% 정도의 물을 마셔야 하며, 체지방이 높을 경우는 더 많이 마시는 것이 도움이 된다. 물을 많이 마시기 힘든 경우에는 다음과 같은 카페인이 없는 허브를 활용하는 것도 몸속의 찌꺼기를 배출하는 데 도움이 된다.

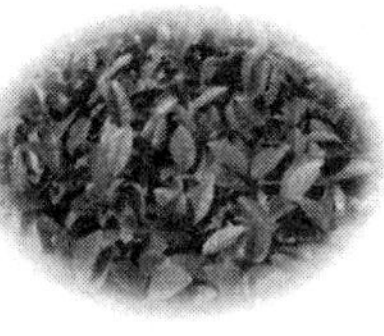

〈녹차〉

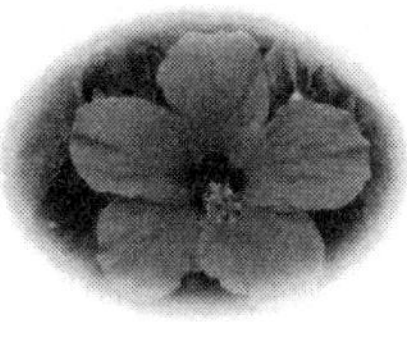

〈히비스커스〉

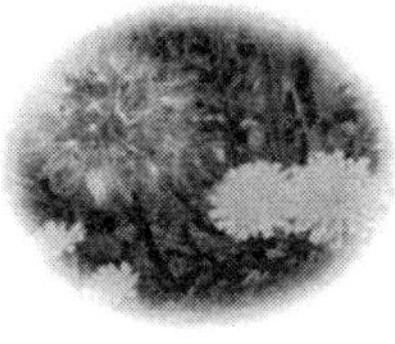

〈민들레〉

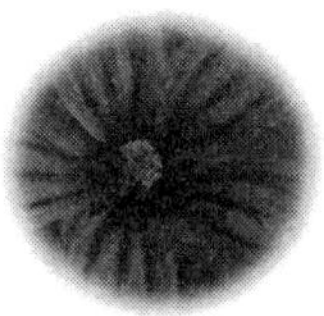

〈말바 실베스트리스〉

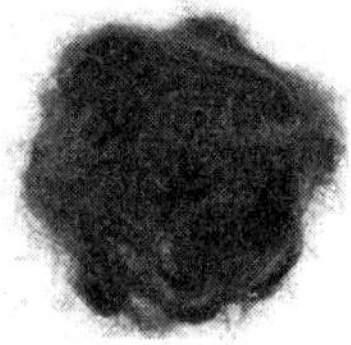

〈옥수수 수염〉

허브의 종류

과잉의 지방 부산물인 체지방의 원인이 되는 탄수화물을 줄이기 위해서는 탄수화물 대신 단백질과 좋은 지방의 섭취를 늘려야 한다. 빵, 과자, 아이스크림, 청량음료에 들어가는 황색4호 색소 등의 섭취를 줄인다. 색소 등은 간 기능을 저하시키며, 영양소의 파괴로 이어진다. 파괴된 영양소가 혈액으로 방출될 때 면역세포에 의해 독소가 제거된다. 이 과정에서 바이러스와 자주 싸워야 하므로 면역세포는 지치고 면역세포에 의해 제거되지 않은 화학첨가물은 혈액에서 직접 세포를 파괴하여 염증으로 이어진다.

그리고 육류와 유제품의 경우 그 자체가 나쁘다기보다

는 건강하지 않게 사육된 축산물을 섭취함으로써 체내에서 염증을 유발할 수 있는 화학물질들이 축적된 경우는 문제가 된다. 뇌에는 뇌혈관 장벽(BBB : Brain Blood Barrier)이 있어서 영양소, 약물, 침투가 쉽지는 않지만 세포의 변이로 인하여 뇌혈관 장벽이 무너지기도 한다.

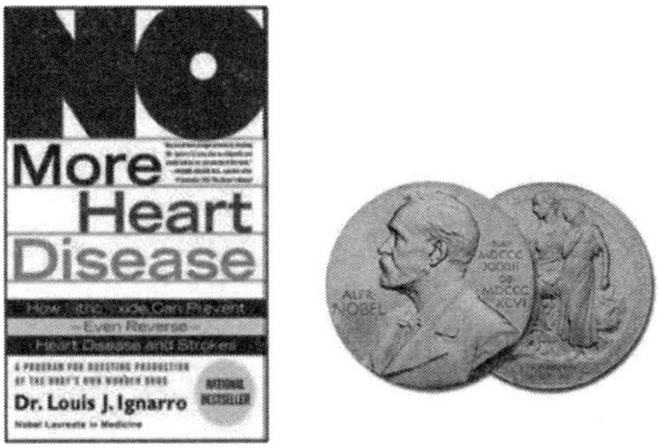

산화질소(Nitric oxide)

루이스 이그나로 박사는 산화질소의 효능을 입증함으로써 노벨상을 수상했다. 몸이나 뇌의 혈관 손상이나 염증에는 산화질소 생성을 유도하는 것이 가장 바람직하다. 산화질소의 생성은 운동할 때나, 또는 산화질소의 원료인 음식물을 섭취함으로써 가능하다. 산화질소의 원료는 아르지닌과 시트룰린이다.

05

불균형한 영양

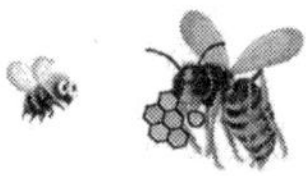

여왕벌과 일벌은
유전자는 같고 먹이는 다르다.

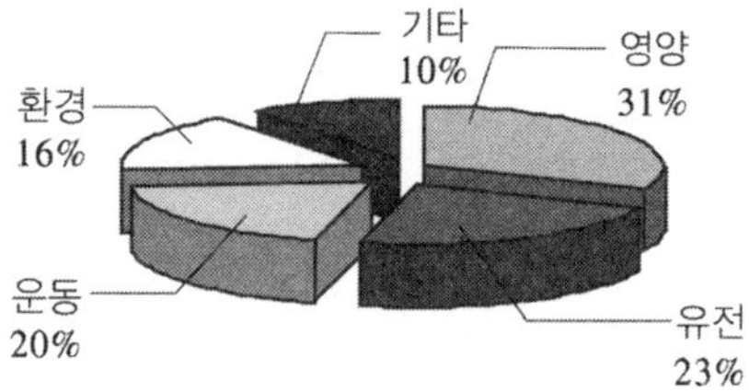

성장의 요인

균형 있는 영양이 우리의 성장과 뇌 발달에 왜 중요할까?

세포영양

우리는 몸과 두뇌에 최적의 영양을 공급하여, 육체적 · 정신적으로 제 기능을 유지하며 내부와 외부의 환경 변화에 적응하고 성장해야 한다. 모든 세포가 영양과 자극, 훈련에 의해 성장하기 때문이다. 다양한 매체에서 건강 정보를 쏟아내고, 뇌 발달에 사람들의 관심이 요즘처럼 높은 때도 드물 것이다. 우리의 세포는 끊임없이 세포 분열을 통하여 복제하고 있다. 사멸된 세포는 정화되어야 하고 새로운 세포가 만들어지기 위해서는 필요한 재료가 제공되어야 한다. 이 과정에서 비정상적인 세포가 만들어지고 찌꺼기가 염증이 되고, 질병이 생긴다. 뇌를 건강하게 관리하기 위해 가장 중요한 것은 최적의 영양 상태를 유지하는 것이다. 입으로 먹는 음식은 곧 우리의 몸과 뇌세포를 형성하는 원료다. 음식은 우리가 생각하고 느끼고 학습하고 기억하는 데 필요한 뇌의 커뮤니케이션 시스템을 원활하게 유지하는 역할도 한다. 단백질, 지방, 탄수화물의 적절한 균형과 질이 필요하며, 개인에게 맞는 적절한 비타민과 미네랄 등이 필요하다.

해결책은 의외로 간단하다. 사람의 뼈, 근육, 장기 등을 성장하게 만드는 것은 결국 먹는 음식이다. 심지어 몸속을 구성하는 모든 세포, 호르몬, 효소 등을 비롯하여 마음과 관계되어 있는 신경전달물질, 호르몬 등도 음식으로 만들어진다. 즉, 음식이 몸과 뇌를 만든다. 먹는 음식이 정상적이어야 몸도 마음도 정상적일 수 있다.

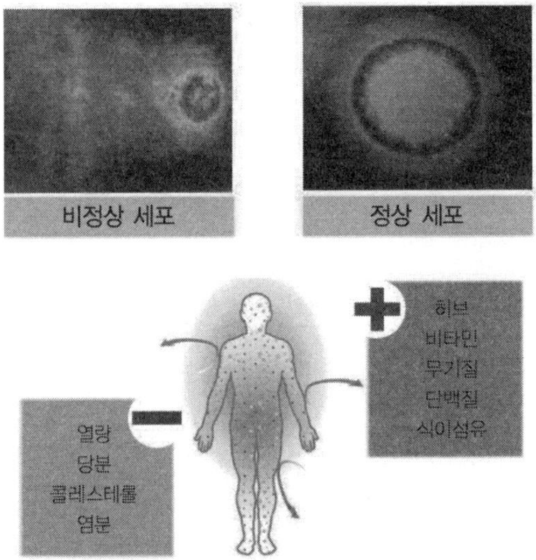

〈영양개념〉

세포영양

가장 기본적인 개념은 설탕, 소금, 콜레스테롤, 열량은 줄이고 허브, 비타민, 무기질, 단백질, 식이섬유의 섭취를 늘리는 것이다. 서구화된 식사와 불규칙한 식생활 등 나쁜 생활 습관에 의하여, 특히 동물성 지방이나 유지류를 많이 먹고, 설탕이나 소금의 과다 섭취, 식이섬유의 부족, 인스턴트 식품의 범람으로 인해 비타민, 미네랄 등 필수 영양소가 부족해지면서 영양 불균형에 의한 여러 가지 증상이 생기고 있다.

특히 아이들이 많이 섭취하는 트랜스지방은 식품에 따라 다르지만 마가린, 버터, 가공 치즈와 이것을 사용해서 만든 도넛, 피자, 햄버거, 튀긴 식품 등에 많이 들어 있다. 마가린은 식물성 기름을 인공적으로 섭씨 200℃에서 수소를 포화시킨 굳기름인 포화지방으로 만들어 낸 것인데, 이 과정에서 트랜스지방이 증가하게 된다.

경성마가린의 경우 36.5%의 트랜스지방이 만들어지며 마가린으로 가공된 식물성 기름이 동물성 지방보다 더 나쁘다.

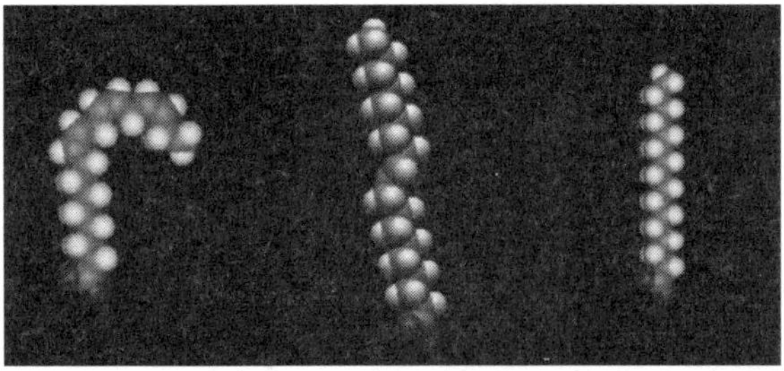

〈오메가 3 지방산〉 〈트랜스 지방〉 〈포화지방산〉

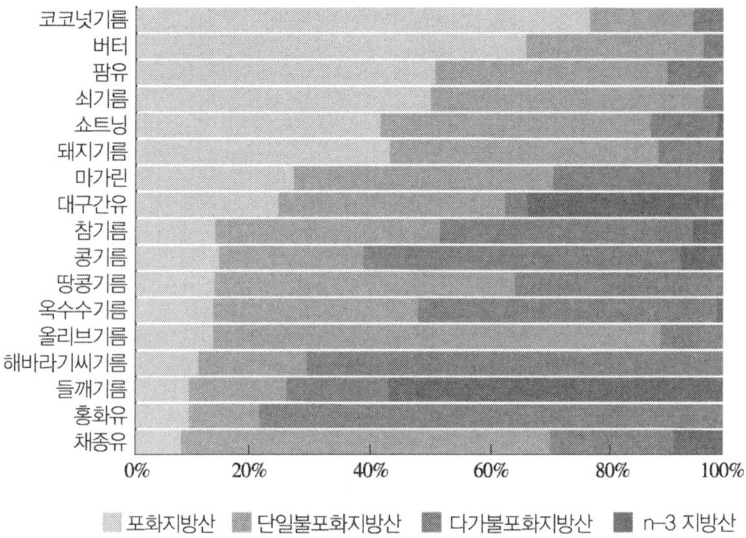

각종 유지의 지방산 조성

우리들이 패스트푸드를 많이 먹을 경우 트랜스지방산은 필수지방산이 들어가야 할 세포막에 쌓여 뇌기능을 교란시키며 신체기능을 서서히 저하시킨다. 우리들이 느끼는 알 수 없는 피로와 무력감, 짜증과 우울증은 지방산 섭취와 관련이 있다는 연구도 나와 있다. 더군다나 아이들에게는 비만으로 이어져 성장호르몬의 생성을 저해해 키 성장에 방해가 되며, 비만은 사춘기를 앞당기기도 한다.

건강의 첫걸음은 바로 균형 있는 식사를 하는 것인데, 사실 아무리 골고루 먹으려 해도 골고루 먹기란 쉽지가 않다. 그 이유는 우리 뇌와 몸에 필요한 영양소가 어떤 것인지 제대로 알지 못하기 때문이다.

뇌 영양

마음도 몸과 마찬가지로 식습관의 영향을 받는다. 인간의 마음과 행동을 궁극적으로 조절하는 것은 뇌이기 때문에 뇌 영양이 무엇보다 중요하다. 우리가 일상적으로 느끼는 정신적인 상태들은 뇌가 영양결핍에 시달리기 때문에 나타난다. 뇌가 일을 할 수 있도록, 신경전달물질의 재료를 제공해야만 한다. 시냅스라는 신경전달물질을 담아두는 주머니가 많을수록 고도의 복잡한 활동을 해나갈 수 있다. 결국 많은 시냅스가 뇌의 신경망을 얼마나 잘 짤 수 있는가는 우리 뇌기능을 개발하는 데 중요한 문제이다. 쉽게 말하면 시냅스가 많을수록 뇌를 효율적으로 사용하며, 머리가 좋다는 뜻이다. 칼슘은 세포 사이에 메시지를 전달하는 미네랄이며 농도가 적절해야 한다. 그리고 칼슘은 혈액 중에 많아도 문제, 적어도 문제다. 칼슘이 많으면 세포가 만성적으로 긴장하고, 부족하면 메시지 전달이 취약해지기 때문에 의욕도 체력도 저하되고, 산만하고 과잉행동을 하게 된다. 지나치게 우유를 많이 섭취하는 것은 미네랄 상호 간의 균형을 깨뜨리게 된다. 유당 불내증을 초래하기도 하고 우유의 카제인을 소화·분해시키지 못해 알레르기를 일으키는 원인이 되기도 한다. 우유섭취의 논란은 계속되고 있지만 적절한 영양소 배합을 가진 음식임을 부정할 수는 없다.

철분은 흡수율이 낮아 부족하기 쉬우며, 뇌에 산소를 공급하는 철분이 결핍되면 인지능력이 떨어지고, 작업수행능력이 감소되며, 육체적인 성장에 방해가 일어난다. 빈혈의 90%는 철 결핍이며 아이들의 경우 쉽게 피곤하고 짜증이 많아지며, 식욕이 떨어지게 된다. 또한 주위 환경에 둔하게 반응하게 되므로 신경학적 이상도 초래되어 행동장애, 발달장애, 지적장애 등으로 인하여 학교성적도 떨어지게 된다. 소량의 무기질도 뇌에서는 필수인데, 그 예로 뇌신경 전달의 기수 칼슘을 들 수 있겠다. 아이들의 경우 칼슘이 부족하면 집중력, 기억력이 떨어지며, 긴장이나 불안증이 나타나기도 한다. 신경주머니를 터뜨리는 이온 칼슘은 적정한 농도를 유지함으로써 시냅스 유입을 원활히 하여 신경전달물질을 잘 방출하도록 한다.

DNA, RNA 등 핵산 생합성 관여와 기억 활동에 관여하는 아연은 학습과 성장에 관여하며 결핍 시 생체막의 산화적 손상으로 수용체의 변질과 신경전달물질 수송에 장애를 초래한다. 칼륨은 활동전류를 발생시켜 활동전위를 유발한다. 마그네슘은 신경 흥분을 억제시켜 주며, 부족하면 부정맥이나, 불면증, 우울증이 올 수 있다. 수은 중독은 세포막의 수용체를 교란하여 적은 양으로도 피로를 잘 느끼게 하며, 감정변화와 인격마비로, 심하면 감각둔화와 혀나 손 떨림, 언어장애, 기억상실이 오기도 한다. 납중독은 머리가 아프며 마음이 동요되어 쉽게 흥분하며, 기억력과 집중력이 떨어진다. 감각기능과 지적 기능 유지 장애가 오기도 한다. 이 때문에 산모나 아이들은 캔 식품이나 음료를 가능한 한 먹지 않기를 권유한다. 이처럼 소량의 무기질도 뇌에서는 필수이다.

무기질의 작용

미네랄		주요 작용
주요 미네랄	칼슘	뼈나 이를 형성, 신경의 흥분을 억제한다.
	인	뼈나 이를 형성, 탄수화물 대사에 관여한다.
	칼륨	심장이나 근육의 기능을 조절한다.
	유황	피부나 머리, 손톱을 만든다.
	나트륨	신경, 근육의 흥분을 진정시킨다.
	염소	위액 속에 있고 소화를 촉진한다.
	마그네슘	약 300종의 효소반응을 활성화한다.
미량 원소	철	적혈구 헤모글로빈의 필수성분이다.
	아연	단백질의 합성에 관여한다.
	구리	헤모글로빈 합성에 관여한다.
	요소	발육촉진, 기초대사를 촉진한다.
	셀렌	항암작용, 항산화작용을 한다.
	망간	당 지질대사, 뼈 형성에 관여한다.
	몰리브덴	푸린체의 대사에 관여한다.
	크롬	당대사를 좋게 한다.
	코발트	비타민 B의 구성성분이다.

균형 있는 식단

우리들이 매일매일 살아가는 데 하루에 필요한 영양소는 114가지나 된다. 그중 기본이 되는 영양소는 신체에 에너지를 주는 녹말과 같은 탄수화물(또는 당질), 인체의 구성 성분인 단백질, 그리고 지방이다. 특히 탄수화물과 지방은 에너지의 주 공급원이 된다. 다이어트 등으로 탄수화물을 줄이고 싶을 때에도 하루 섭취량이 100g 이하가 되지 않게 하는 것이 중요하다. 단백질은 체내에서 근육과 장기 등의 구성성분이 되고 생체반응의 촉매가 되는 효소, 기능을 조절하는 호르몬, 신경전달물질의 구성성분이다. 단백질이 부족하면 뇌 작용 둔화, 체력 저하, 무력감, 기억력 저하 등의 증상이 나타난다. 음식 중에 지방은 여러 가지 종류로 존재한다. 지방에는 포화지방산과 불포화지방산이 있다. 포화지방산은 응고 온도가 높은 것이 특징이다. 소나 돼지 등은 체온이 사람보다 높기 때문에 지방이 동물의 체내에서 액체 상태를 유지하지만 사람의 체내에 들어가면 응고하기 쉽다. 포화지방은 주로 육류나 계란, 버터, 치즈 등이며 불포화지방산은 아마씨, 생선류 기름(오메가 3), 깨나 호두, 콩기름(오메가 6) 등이다. 일반적으로 포화지방산과 불포화지방산을 고루, 적당히 섭취하는 것이 바람직하다. 또한 지방은 축삭을 감싸는 수초(미엘린)의 원료이며, 인지질은 뉴런 막과 세포 내 소기관의 막의 구성성분이기 때문에 뇌에서는 중요한 영양소이다.

이 외에 비타민과 무기질은 직접적으로 에너지를 주지는 못하지만 우리 몸에 꼭 필요한 영양소이다. 비타민과 무기질이 부족하면 뇌에서는 우울증, 정서 불안증, 기억력 감퇴, 흥분 초래, 피곤, 신경과민, 불안감, 기억력과 사고력 감퇴를 유발한다. 이러한 영양소들은 독립적으로 기능을 하는 것이 아니라 상호 유기적 관계를 가지고 작용한다. 학자마다 약간의 차이는 존재하지만, 일반적으로 바람직한 인체의 에너지 적정 섭취 비율은 탄수화물이 40~45%, 지방이 20~25%, 단백질이 30%라고 본다.

SOLUTION

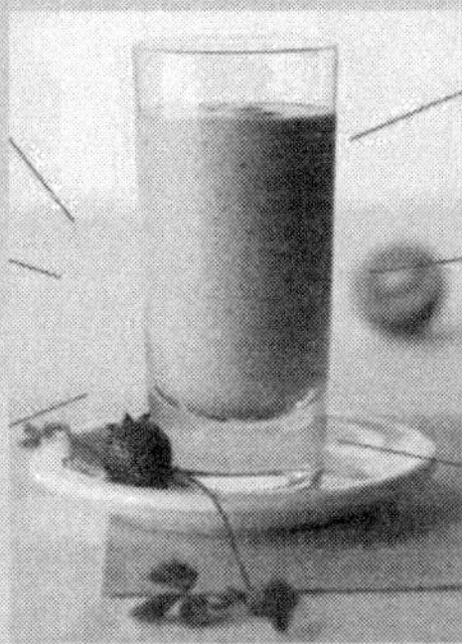

단백질 셰이크

우리에게 매일매일 필요한 114가지 영양을 채우기는 쉽지 않다. 편식을 하는 사람들이면 더군다나 그렇다. 나 역시 개인적으로 요리에는 자신이 없었고, 생활은 바빴으며, 나의 두 아이 중 한 아이는 생선을 싫어하고 한 아이는 고기를 싫어하는 탓에 균형 있는 식단에 대한 고민이 많았다. 맛있는 음식을 통해서 필요한 영양이 공급된다면 바랄 나위가 없겠지만 채소를 먹지 않는 아이라면 안 먹는다고 고민만 할 것이 아니라 비타민도 사서 먹여야 하고 생선이나 멸치를 안 먹으면 칼슘이나 오메가 3를 사서라도 먹여야 한다. 엄마의 정성이 우선이지만 의사나 과학자의 영양도 보충해 주어야 한다고 본다. 현대는 밥이 보약이라는 시대는 아니며, 선진국일수록 식품 보조제를 많이 사용한다는 연구는 참고해 볼 필요가 있겠다. 특히 성장기 아이들이나, 바쁜 직장인에게 필요한 균형 있는 영양이 만들어져 있다면 굳이 마다할 필요는 없겠다. 아이들이 먹는 식품인 만큼 종자에서 제품까지 윤리적인 철학은 들여다보아야 할 것이다. 우리 집의 아침 식사는 셰이크로 대신하고 있다.

뇌 영양에 도움을 주는 식품은 오메가 3, 들기름, 사차인치, 비타민 B, C, E가 있다.

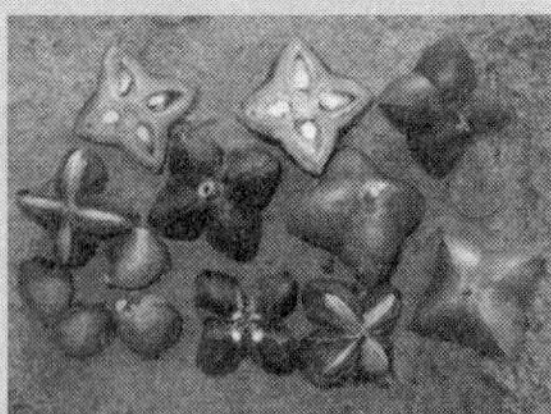

사차인치

06

호르몬의 불균형

우리 인체에는 신경계, 내분비계, 면역계의 세 가지 주요 커뮤니케이션 시스템이 있으며, 건강하다는 것은 이 세 가지 시스템이 원활하게 작동하는 것을 말한다. 호르몬은 내분비계에서 만들어지며 인체의 항상성에 중요한 영향을 미친다. 최근 우리는 과도한 당분 섭취로 인해 인슐린 저항성이 생기고, 스트레스로 인해 코르티솔과 아드레날린의 분비에도 균형이 깨어졌으며, 렙틴 저항성으로 많은 사람들이 비만으로 힘들어하고 있다. 이들 시스템 중 어느 한 곳에라도 문제가 생기면 뇌기능에 영향을 미쳐 우울증, 비만, 불안, ADHD로 이어질 수 있다. 우리 몸에서 호르몬의 균형은 오케스트라의 연주와 같다.

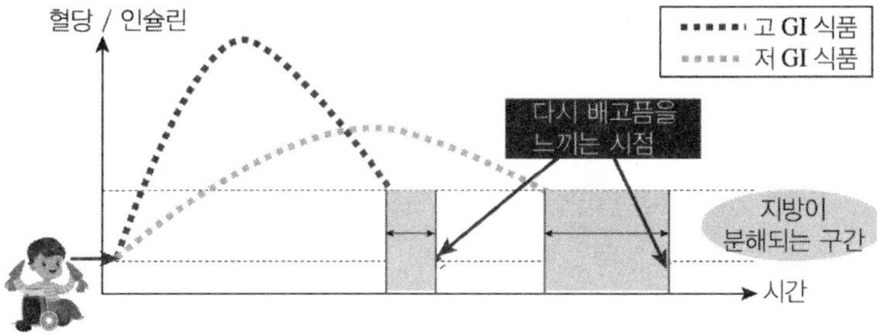

인슐린이 낮은 수준에 머물러 있는 동안에는 지방분해모드가 작동하여 지방조직에서 분해된 지방산이 주요 에너지원으로 이용, 단백질이 당질보다 인슐린과 우호적인 관계는 지방분해모드를 오래 유지, 인슐린 감수성이 높다는 것은 적은 양으로 혈당 처리를 잘하는 경우, 반대로 정상보다 더 많은 양을 분비하여 처리하면 인슐린 저항성이 있다고 본다.

GI에 따른 혈당 변화와 포만감

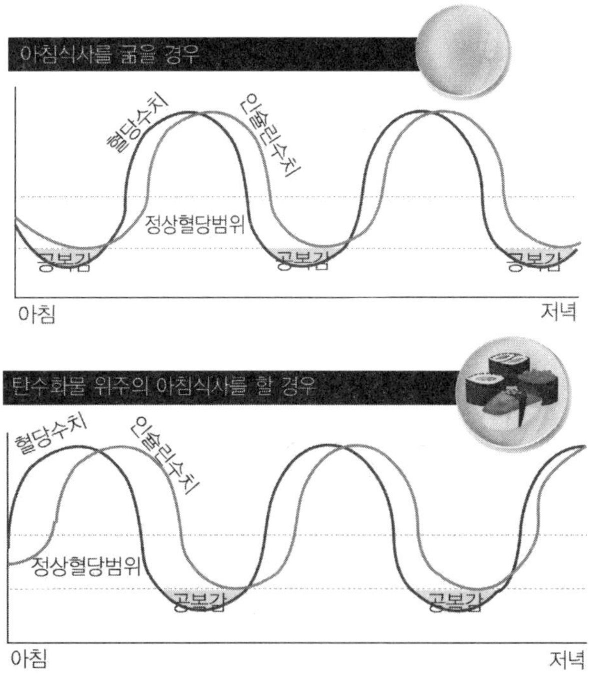

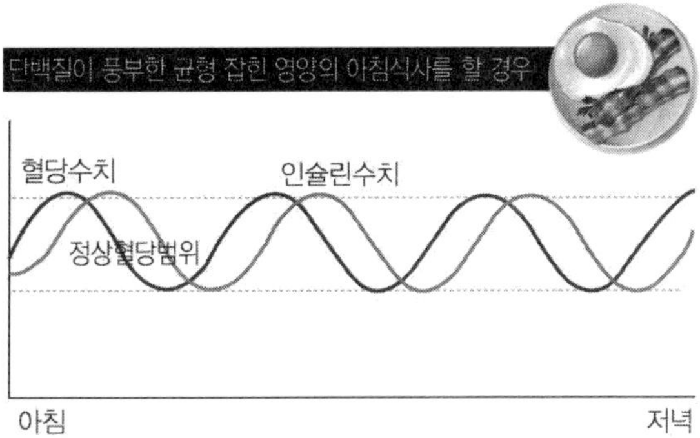

인슐린 저항성

인슐린의 역할은 우리가 섭취하는 포도당이 혈액 속으로 들어가 혈당이 올라가면, 포도당을 필요한 세포로 전달해 주는 것이다. 인슐린의 시스템에 문제가 생긴 경우는 세포 속에 포도당을 전달하지 못하여 혈액 속의 포도당 농도가 높아지며, 혈액의 점도가 높아지고 끈적끈적한 혈액이 뭉쳐 혈전이 되며, 이 혈전으로 인하여 당뇨, 고지혈증, 심혈관 질환 등의 대사증후군이 발생한다. 건강한 사람은 에너지원으로 당과 지방을 함께 사용하지만, 조절시스템이 망가진 사람은 당을 주로 사용하려고 한다. 인슐린 저항성이 생기면 지방대사가 꺼지면서 체지방이 과도하게 불어나게 된다.

코르티솔 호르몬

코르티솔 호르몬은 부신의 바깥 부분인 피질에서 만들어지는 대표적인 호르몬이다. 일반적으로는 신체적·정신적 스트레스에 반응해서 분비되기 때문에, 흔히 이 코르티솔은 '스트레스 호르몬'이라는 별명을 가지고 있다.

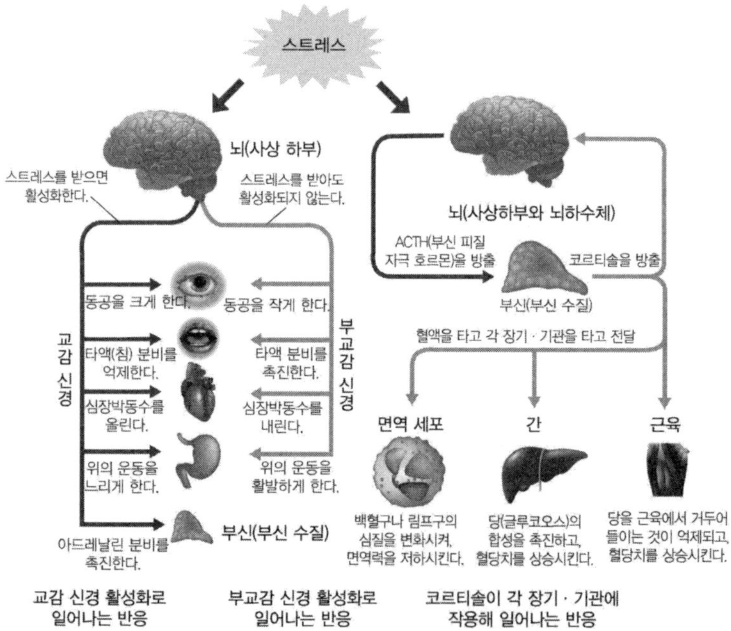

스트레스가 인체에 미치는 영향

코르티솔이 필요 이상으로 너무 많아도 문제가 되지만 여러 가지 이유로 결핍된 상황도 역시 건강에 큰 영향을 미친다. 만일 부신피질의 기능이 너무 떨어지게 되면 코르티솔의 결핍으로 인한 문제들이 나타나는데 피로 증상, 식욕 부진, 복통, 오심, 어지럼증, 피부색이 짙어짐, 신체적인 스트레스에 대한 대응능력의 감소 등의 여러 가지 증상들이 나타날 수 있다. 인체가 받는 스트레스는 그 정도나 지속 기간 등에 따라서 인체의 반응이 달라지게 되는데, 이해하기 쉽게 그 단계를 1단계 급성 스트레스, 2단계 만성 스트레스, 3단계 부신의 탈진(피로)으로 나눌 수 있다.

- **1단계 : 급성 스트레스**

어떤 스트레스 상황이 일어나고 인체의 뇌가 이 스트레스를 인식하면 여기에 대응하기 위해 아드레날린과 코르티솔을 포함한 각종 호르몬의 분비가 늘어나게 된다. 이런 이유 때문에 급성 스트레스 상황에서는 심장 박동이 빨라지고, 혈압이 상승하며, 호흡이 빨라지고, 체온 상승과 함께 땀이 많이 나며, 불안 증상과 예민해지는 증상이 생기고, 두통 등의 증상이 생기기도 한다.

- **2단계 : 만성 스트레스**

스트레스가 만성화되면 문제는 달라진다. 근육의 감소,

지방의 증가 현상이 나타나면서 뼈가 약해지고 인체의 여러 조직에 악영향을 미치게 된다. 만성 스트레스 상황에서 흔히 나타나는 증상과 생리적인 변화로는 피로, 체중 증가, 혈당의 불안정, 식욕 증가, 탄수화물에 대한 갈망, 면역 기능의 저하 등이 있다. 결과적으로 만성 스트레스는 인체로 하여금 에너지원으로서 지방을 사용하는 능력을 떨어뜨리게 된다. 만성 스트레스 상황에서는 일부 뇌 조직에 나쁜 영향을 주면서 새로운 기억력이 감퇴되는 문제가 초래된다.

- **3단계 : 부신의 탈진**

만일 만성 피로가 장시간 지속되면 인체의 중요한 조직이 손상되어도 이 손상이 회복되는 능력이 감소되는 단계가 된다. 이 단계에서는 이미 뼈와 근육을 포함한 많은 신체 조직들이 손상을 입은 상태이다.

렙틴 저항성

식욕을 조절하는 호르몬에는 렙틴(만복중추 호르몬)과 그렐린(식욕중추 호르몬)이 있다. 렙틴은 배가 부르다는 것을 알려주고, 그렐린은 배가 고프다는 것을 알려준다. 렙틴 호르몬은 지방세포(white adipose tissue)에서 만들어지며, 배고픔을 억제하여 인체에너지 균형을 조절하는 역할을 한다. 렙틴은 몸속의 지방량이 얼마나 되는지를 인체의 컨트롤타워인 뇌에 시시각각 보고해야 한다.

체지방이 늘어나면 늘어난 체지방 때문에 렙틴이 더 많이 분비되고 그로 인해 렙틴 저항성이 생겨 제 역할을 못하게 된다. 정상적인 체중을 유지하기 위해서는 다음 그림처럼 렙틴과 그렐린의 조화가 필요하다.

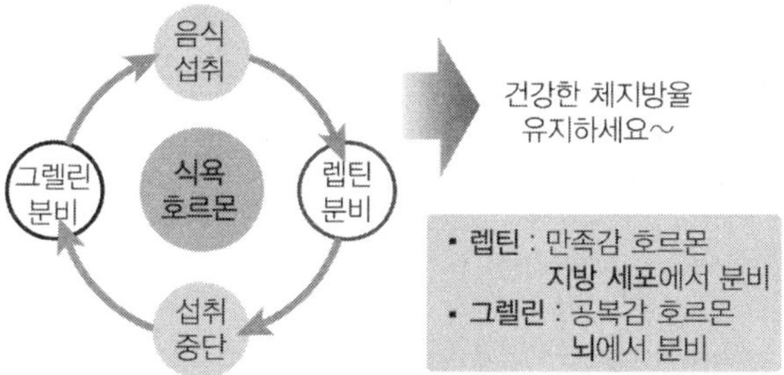

식욕 호르몬

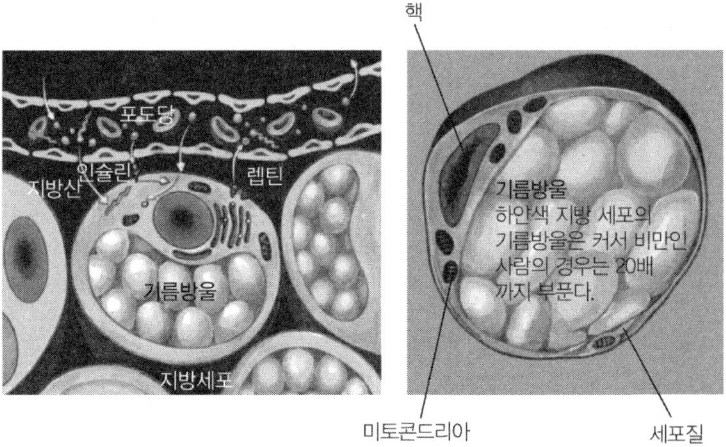

지방세포

비만은 여러 질환이 원인이 되어 하나의 증상으로 나타나는 증후성 비만, 중추신경계 내에서 일어나는 식욕 충동에 의해 섭취 조절이 되지 않아 비만이 발생하는 조절성 비만, 음식 섭취량과는 관계없이 선천적 또는 후천적 원인으로 대사에 이상이 생겨 지방조직이 증식되거나 당이 에너지로 사용되지 못하고 지방조직으로 흘러 들어가 지방으로 변하여 발생하는 비만이 있다.

비만의 원인 중 유전으로 비만이 될 확률은 부모 모두 비만이 아니면 7% 정도, 부모 중 한쪽이 비만이면 40% 정도, 부모 모두가 비만일 경우 80% 이상이라고 알려져 있다. 그러나 더 중요한 것은 쌍둥이, 특히 일란성 쌍둥이인 경우에는 유사한 체질량 지수를 보이지만 환경이 비만에 미치는 영향이 더 크다는 사실이며, 비만한 엄마가 자녀를 양육할 때 보여주는 식습관이 가장 큰 역할을 한다.

최근에는 유전자 검사의 접근이 비용 면에서나 검사방법들이 간편하고 용이해졌다. 비만은 유전자의 변이와도 관련성이 있다고 보며, 다음과 같은 유전자에 변이가 있으면 물만 먹어도 살이 찐다거나, 먹어도 자꾸 배가 고프다거나, 스트레스를 받으면 폭식을 하게 된다. 이와 관련된 유전자는 다음과 같다.

- FTO : 탄수화물을 지방으로 바꾸는 유전자
- MC4R : 식욕억제를 조절하는 유전자
- BDNF : 스트레스나 우울증에 의한 보상작용으로 음식 섭취를 조절하는 유전자

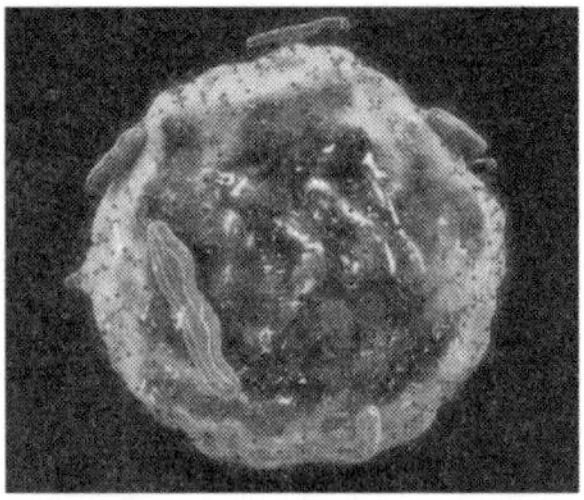

비만세포

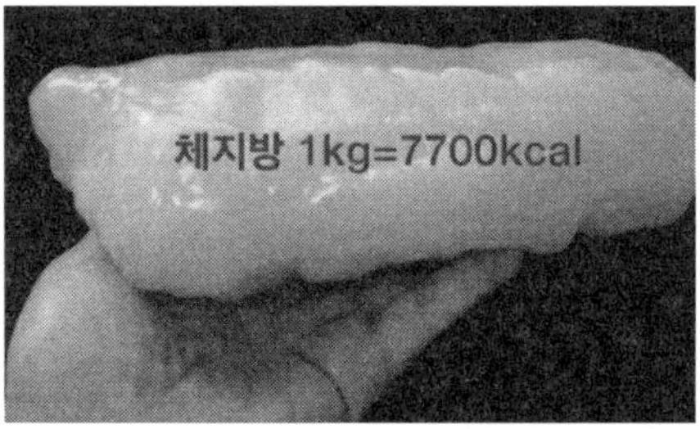

체지방

심리적으로나 육체적으로 어떤 스트레스 상황이 되면 교감신경이 더 활발하게 되면서 동공이 확대되고, 심장박동수와 산소 필요량이 증가하지만 소화시킬 겨를이 없어 소화액은 감소된다. 우리 몸에서는 바로 쓸 수 있는 에너지를 증가시키라는 신호를 보내게 되는데, 혈중 포도당의 증가로 인하여 혈당은 폭발적으로 상승하게 되고, 스트레스를 받으면 단 것이 더 당기며, 식욕이 증가하게 된다. 즉, 스트레스는 다시 탄수화물 중독으로 이어진다.

성장호르몬

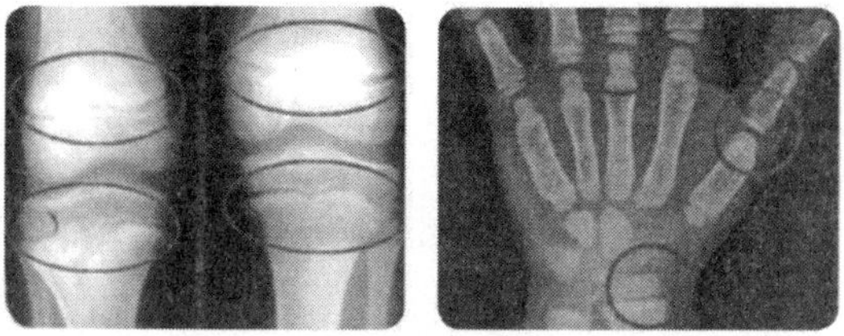

〈열려 있는 성장판의 모습(무릎, 손)〉

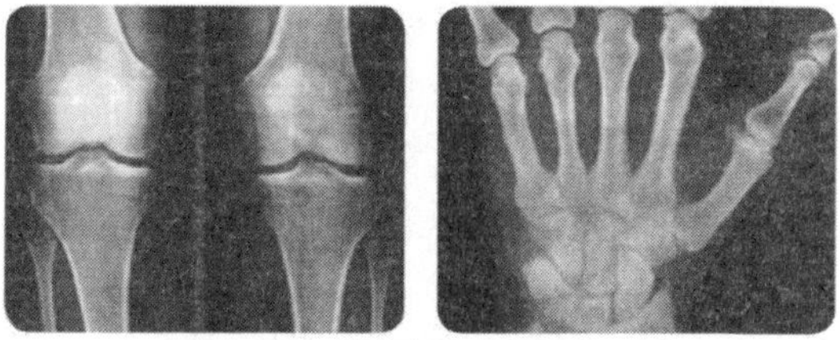

〈닫혀 있는 성장판의 모습(무릎, 손)〉

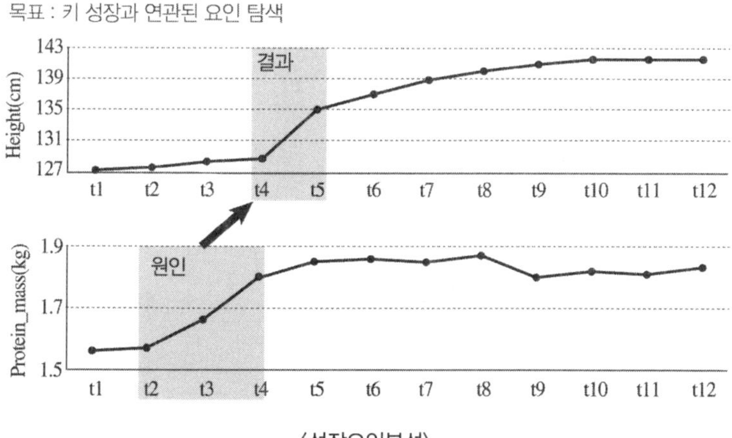

〈성장요인분석〉

성장판과 성장요인 분석

성장호르몬은 글자 그대로 성장을 주도하는 호르몬이다. 사람의 성장에는 필요한 세 가지 요소가 있다. 남자의 고환과 여자의 난소에서 비롯되는 성 호르몬, 간에서 만들어지는 성장인자 그리고 뇌하수체에서 생산되는 성장호르몬이다. 이 세 가지 요소가 성인이 되기까지 모든 신체 발육과 변화, 즉 키의 성장과 근육의 발달, 성적인 변화 등 신체의 성숙 과정을 주도하는 것이다. 키에 가장 중요한 성장호르몬은 사람마다 키와 체중이 달라 전체량은 알 수 없지만, 혈액 1cc에 10억 분의 5g 정도로, 이 정도 미량으로 키의 성장을 좌우한다니 신비롭기까지 하다. 오후 10시부터 새벽 2시 사이에 성장호르몬이 가장 많이 분비된다.

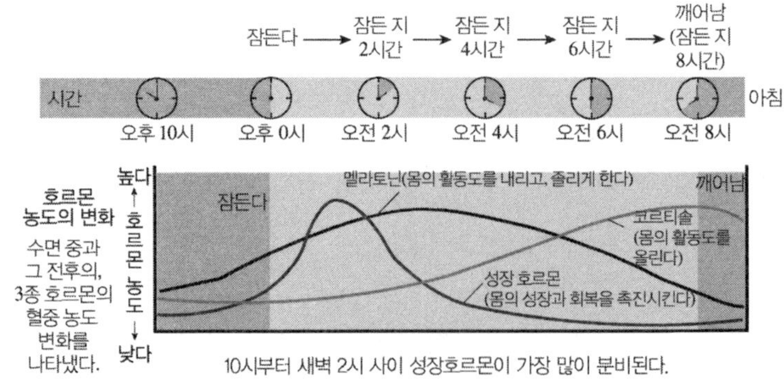

수면 중 성장호르몬의 농도 변화 사항

성장호르몬의 기능은 키를 자라게 할 뿐만 아니라,

첫째, 성장판의 성장을 촉진시켜 뼈의 길이가 성장하도록 돕는다.

둘째, 지방을 분해하고, 단백질 합성을 촉진해 조직과 근육을 커지게 한다.

셋째, 탄수화물 대사로 에너지원으로 사용하고, 근육에 힘을 공급한다.

갑상선 호르몬은 성장판의 연골 세포를 증식시켜 뼈가 자라게 하며, 뇌에서 성장호르몬의 합성과 분비를 촉진한다.

멜라토닌은 뇌 속의 송과선에서 분비되는 생체호르몬으로 수면을 주도하며, 면역력을 형성하여 병을 예방하는 역할을 한다. 숙면을 하지 못하면 항상성이 깨어지고, 질병의 악순환이 계속되는 것이다.

SOLUTION

- 균형 잡힌 식사
- 충분한 휴식
- 규칙적인 운동 등의 생활 습관 조절 방법
- 식이보충제

탄수화물의 섭취를 줄이고 단백질 섭취를 늘린다. 수분 섭취도 중요하다. 우리 몸은 근육보다 지방을 더 소중하게 여긴다. 특히 렙틴 저항성과 인슐린 저항성이 진행된 경우는 적게 먹는다고 개선되지 않는다. 잠자기 전 4시간과 하루 12시간의 금식이 필요하고, 6시간 이상의 수면시간을 지켜야 한다. 긴장을 완화하며 편안함과 행복감을 느낄 때, 심신이 안정되고 기분이 좋아지면 식욕이 억제된다.

식이보충제로는 셰이크를 섭취한다. 대두단백질에는 근육회복을 위한 글루타민과 아르기닌이 많이 들어 있다. 인슐린수치가 계속 낮으면 우리 몸은 간에서 지방산을 쪼개어 케톤을 에너지로 사용한다. 코코넛 오일은 포화지방산이지만 간에서 바로 분해되어 체지방으로 축적되지 않는다. 인체가 구축한 4개의 방어선은 코 점막 분비액과 입안의 침, 위산, 장내박테리아, 장내 점막방어선이다. 유산균의 섭취가 중요하다.

단백질, 유산균, 오메가 3, 비타민 B, C의 섭취를 늘린다.

비타민 B군은 에너지 대사와, 뇌기능에 효능이 있으며, 비타민 C는 감량과 스트레스 해소에 도움이 되는 영양소이다. 비타민 C는 인체에서 70% 정도를 뇌에서 소비한다.

07

미토콘드리아의 변이

우리 몸은 60조 개의 세포로 이루어져 있다. 우리 몸의 에너지를 만드는 세포 내의 미토콘드리아는 각 세포당 1,000~2,000개가 존재하는데 그 기능에 따라서 수도 다르다. 미토콘드리아는 근육세포에 더 많이 집중되어 있다.

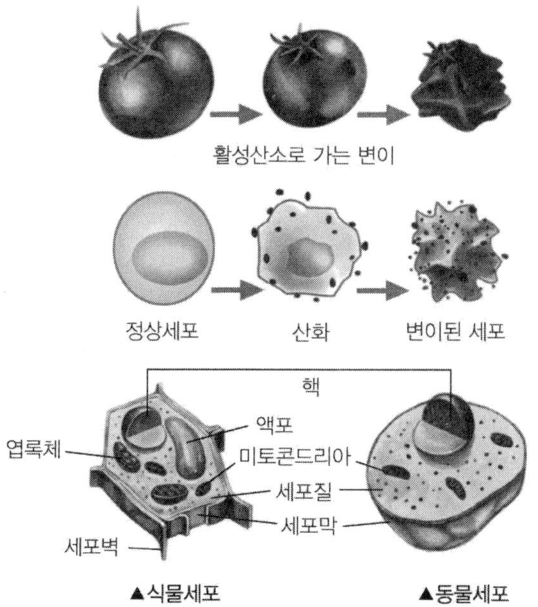

미토콘드리아 = 세포 안에서 에너지를 만드는 공장 역할

활성산소와 미토콘드리아

첫째, 미토콘드리아는 세포 안의 에너지를 생산하는 발전소로 음식으로 얻게 되는 탄수화물이나 지방으로부터 에너지를 생산하기 위하여 필요한 여러 효소와 단백질을 가지고 있다. 심장이 뛰거나 손을 움직이는 이러한 모든 행동은 에너지가 필요하다. 특히 뇌신경에 있는 미토콘드리아는 글루코오스만을 연료로 사용한다.

둘째, 세포와 조직에서 행해지는 칼슘의 생체 항상성 기능이다. 인체 내에서 칼슘은 단순히 뼈나 치아의 구성 성분만이 아니라 생명을 유지하기 위한 매우 중요한 성분이다. 생명을 유지하기 위한 가장 중요한 것이 혈액인데, 혈액은 전해질의 균형으로 pH 7.35~7.45를 유지하여야 건강할 수 있다. 칼슘이온을 저장해 두는 역할을 담당하고 유지한다.

셋째, 면역기능에 대한 미토콘드리아의 역할이다. 인체는 자체의 면역력을 위하여 계획적인 죽음의 기전 안에 아포토시스(apoptosis)라는 기능도 가지고 있다. 이는 체내의 세포 중 어느 세포가 정상의 기능을 벗어나면서 제 기능을 발휘하지 못할 때 그 세포를 죽여버리는 것을 말한다. 이런 현상은 인체가 어떤 질환(특히 퇴행성질환)에 걸리려 할 때, 자체적으로 예방할 수 있는 제일 중요한 기능인데, 이를 미토콘드리아가 한다.

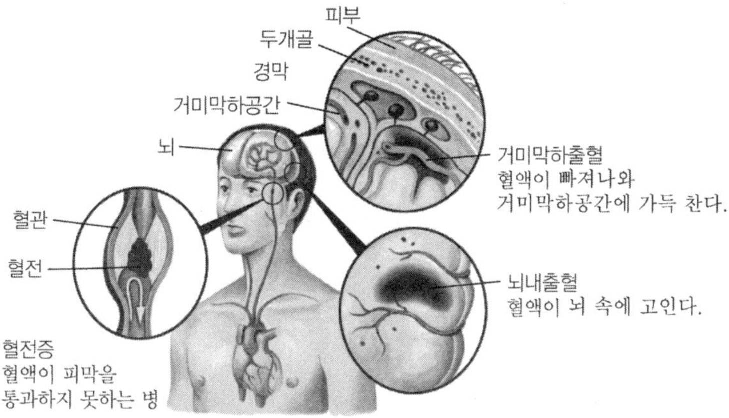

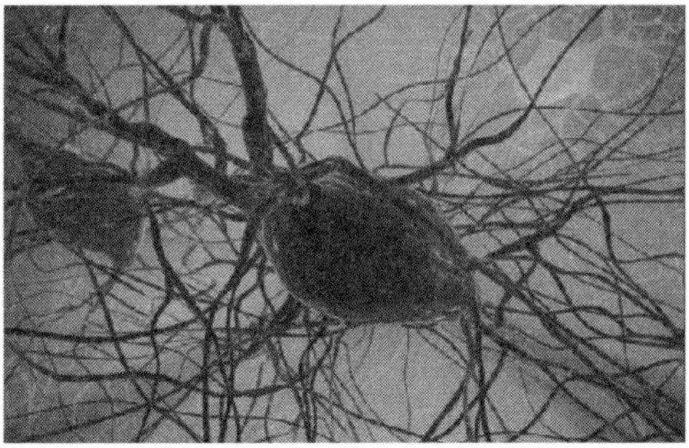

미토콘드리아의 변이

미토콘드리아 장애

우리가 살아가는 데 화폐가 필요하듯이, 미토콘드리아의 변이는 결국은 치명적인 질병의 근원이 된다. 5천만 명 이상의 미국인들이 미토콘드리아 장애로 인한 만성퇴행성장애, 유전자 변이, 중풍, 발작, 비만 등의 증세를 일으키고 있다고 한다. 우리나라와 다른 아시아 국가에서도 증가하는 추세이며, 연구결과에 따르면 일반적인 많은 질환들이 미토콘드리아의 기능장애로 발생하게 된다. 성인들의 파킨슨병, 당뇨, 고혈압, 각종 암, 자가 면역 등이 미토콘드리아가 세포의 신진대사를 규제하기 때문에 발생한다.

우리 신체에서 에너지를 가장 많이 소모하는 부위는 뇌이며, 에너지를 생산하는 세포 속 작은 공장인 미토콘드리아는 뇌에 가장 많다. 거의 모든 뇌 질환은 산화물질로 인한 에너지 손실에서 발견되고 있다. 뇌의 에너지는 기억과 학습, 뉴런과 뇌세포의 조화로운 작동, 정보 흐름에 필요하며, 에너지가 없으면 세포 기능에 이상이 생기고 결국 뇌세포가 죽게 된다. 우리가 먹는 음식과 들이쉬는 공기로

부터 에너지를 뽑아내는 것이야말로 생명체의 가장 본질적인 과정이다. 이 신진대사의 엔진이 고장 나지 않고 원활하게 돌아가도록 하는 것이 건강에 있어서는 아주 중요한 일이다. 거의 모든 뇌 질환은 산화물질로 인한 미토콘드리아의 변이로 에너지 손실 문제가 발견되고 있다. 특히 단 음식은 염증과 산화 스트레스를 일으켜 미토콘드리아의 손상으로 이어진다. 대사성 질환으로 인한 지속적인 약물복용이나 글루텐의 작용으로도 미토콘드리아의 변이나 손상을 가져올 수 있다.

미토콘드리아는 영양결핍의 영향을 직접 받기 때문에 불균형한 영양, 가공식품, 설탕이 많은 식단, 오메가 3 지방의 결핍이나 독소(MSG, 아스파탐)가 많이 함유된 음식에는 취약하다. ATP라고 하는 에너지를 만들기 위해서는 여러 단계를 거치

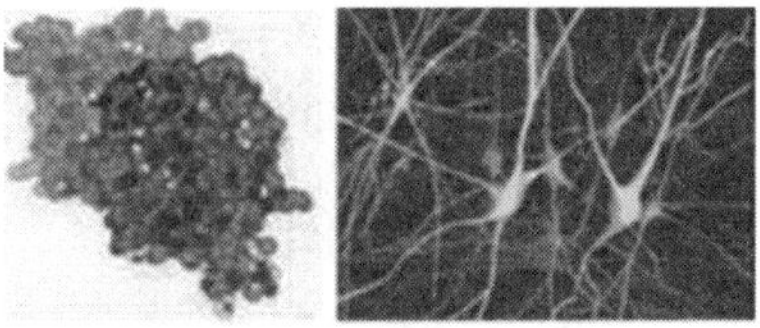

미토콘드리아의 구조

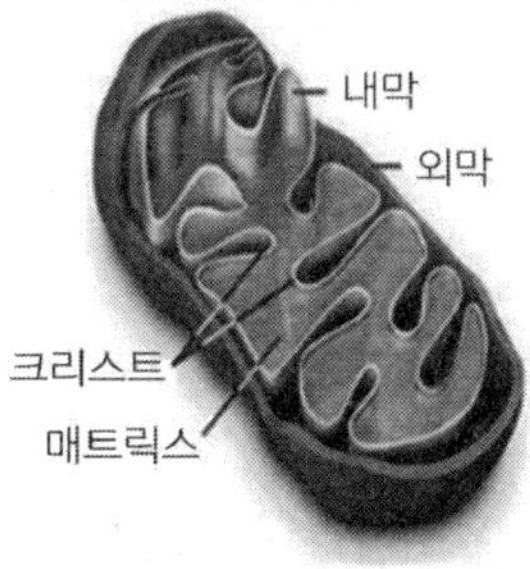

미토콘드리아와 BDNF

기 때문에, 세포의 에너지 생산이 충분하지 못하면 생화학적 작용이 느려지며, 뇌세포에게도 신호를 늦게 보내게 된다. 신진대사 둔화로 독소 처리 능력도 떨어지므로 염증이나 미토콘드리아의 변이로 인한 노화나 질병으로 이어진다.

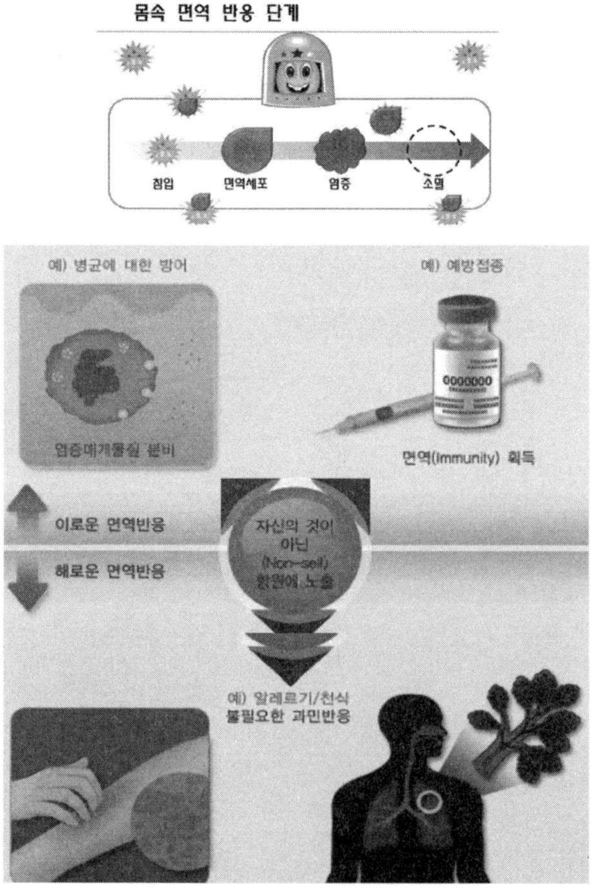

미토콘드리아와 면역

SOLUTION

미토콘드리아의 수와 크기를 늘려야 한다.

1. 꾸준한 운동은 근육량을 늘려준다.
2. 등은 늘 곧게, 정상체온 유지, 스트레스 없애기
3. 천천히 먹기, 소식, 12시간 공복, 수분 섭취
4. 환경 독소 제거, 설탕 섭취 줄이기, 오메가 3 섭취
5. 비타민 B2, B3는 효소의 작용
6. 항산화제 섭취
   - 캡사이신(capsaicin) : 성분이 풍부한 고추
   - 카테킨(catechin) : 폴리페놀의 일종으로 녹차의 떫은맛 성분
   - 슈퍼옥사이드디스뮤타제(S.O.D) : 활성산소 제거 효소
   - 비타민 C · E, 폴리페놀, 베타카로틴, 아연, 철, 구리, 망간, 셀레늄

08

중금속 중독

오늘날 우리가 섭취하는 음식이나 환경 속에서 대두되는 중금속의 문제는 과거 어느 때보다 중요한 문제로 부각되고 있다. 가공식품이나 화학첨가물을 많이 먹게 된 환경, 항생제, 소염진통제, 제산제 등의 과용 그리고 농약이나 환경호르몬, 미세먼지, 각종 화학 첨가물의 사용 등이 주 요인이다. 또한 오염된 토양에서 생산된 식물 등의 섭취로 여러 가지 건강상의 문제를 일으키고 있다. 우리 몸에서 생성되는 신진대사 노폐물과 중금속의 독소를 제거해야 한다.

최근에 독소나 중금속이 우리 몸에 주는 부담은 종종 감당할 수 없을 정도로 엄청나다. 중금속은 가정용 세제부터 플라스틱 식기, 플라스틱 통의 PVC, 심지어 수돗물에서도 발견된다. 유해활성산소와 중금속이 결합하면 지질의 과산화가 일어나 세포막이나 적혈구가 파괴되고 신경전달체계가 난조에 빠지게 된다. 그릇된 섭생은 독소의 체내 축적과 2차적인 독소유발을 부추기고, 외부에서 유입된 독소의 효과적인 배출을 저해하고 있다. 자가 면역질환이나 암, 치매, 난치성질환, 만성통증 등도 체내 독소나 중금속의 누적으로 인한 결과들이다.

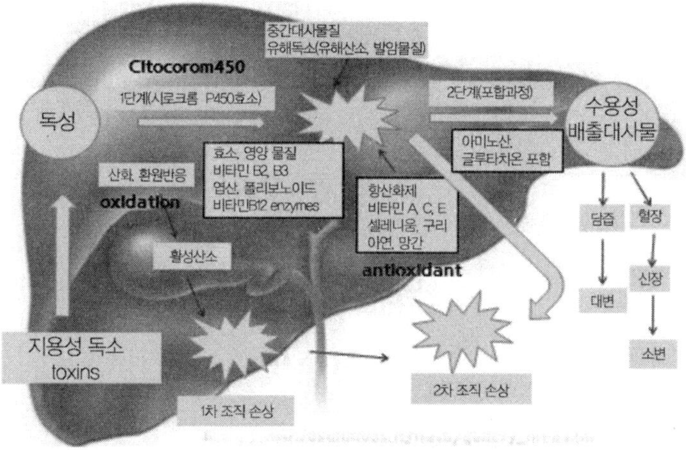

지용성 독소가 배출되는 과정

중금속과 질환

중금속이라 함은 비중이 약 4.0~5.0 이상인 금속으로, 납(11.3), 수은(13.5), 카드뮴(8.7), 크롬(7.1), 주석(7.3)이다. 납, 카드뮴, 수은, 주석 등은 인간에게 장해를 일으키기 쉽고 다량 섭식하는 것에 의해 중독이 일어난다. 납중독은 중추

신경계, 심혈관계, 생식기 계통에 납이 뼈에 침착하여 골수에 영향을 준다. 카드뮴 중독은 뼈의 주성분인 칼슘 대사에 이상을 초래한다. 이타이이타이병이 그 예로, 광산 하류나 주변 농작물의 섭취에 의한 신장 장해가 일어나, 신경통 같은 통증을 유발한다. 수은 중독은 증기 형태로 흡입되어 중독되기 쉬우며 미나마타병이 그 예이다. 화학공장에서의 미량의 메틸수은이 강이나 바다를 오염하여 물고기에 축적하여, 이 물고기를 먹은 인간이 중추신경 장해나 Hunter-Russell syndrome(유기수은중독)으로 손발의 저림, 운동장해, 시야 좁아짐 등의 증상을 보인다. 비소 중독은 비소 우유 중독이 그 예로, 분유 중 비소를 함유하는 분유를 섭취한 유아가 설사, 구토, 피부증상, 빈혈을 보여 사망하기도 하였다. 주석 중독에서는 도장, 캔, 주스로부터 용출 주석농도가 300~500ppm의 경우 구토, 설사, 복통의 증상을 보인다.

SOLUTION

알루미늄 캔 사용을 줄이며, 코팅이 벗겨진 주방 기구 등을 사용하지 않는다.

중금속을 해독하는 단백질 메탈로티오네인, 글루타치온(V-G 비타민)의 생성을 촉진한다.

수박, 양배추, 케일, 토마토, 셀레늄, 비타민 B6, 비타민 B12, 엽산 등에 많이 있다. 큰 생선 등은 먹이사슬에 의하여 오염의 정도가 높다.

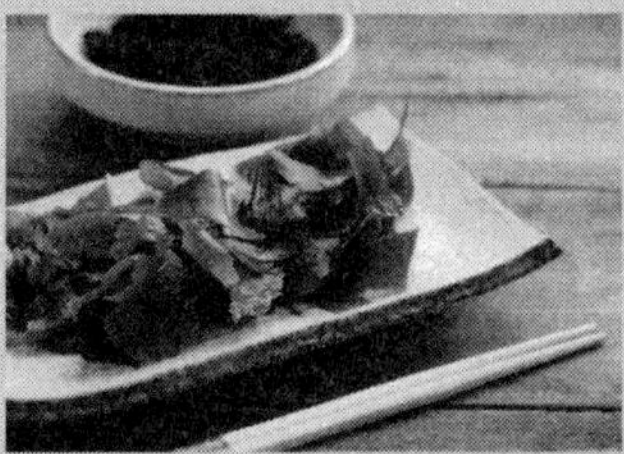

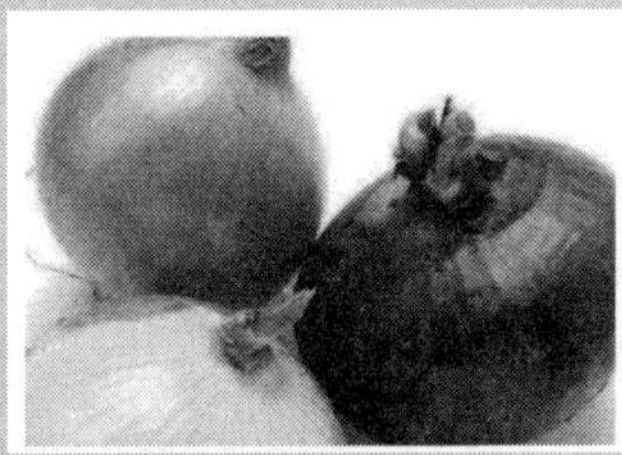

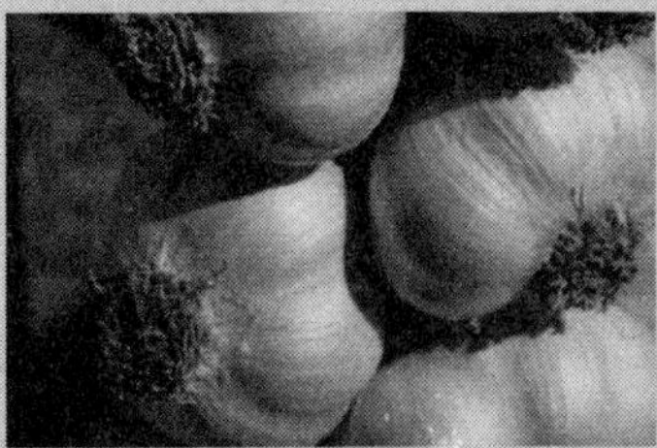

중금속 해독식품 : 클로렐라, 고수(cilantro), 허브티

09

뇌기능의 문제

고장 난 뇌로 인하여 뇌기능의 활성화가 충분하게 이루어질 수 없는 최대의 원인은 어디에 있는 것일까? 놀랍게도 몸무게의 2%밖에 되지 않는 뇌가 하루 에너지 소모량의 20%를 혼자서 사용한다. 사람의 근육과 피부를 합하면 그 무게는 체중의 52%에 달하지만 에너지 소비량은 불과 25%로, 뇌의 에너지 소비량과 같다고 하니, 뇌는 과히 대단한 기관이다. 그리고 뇌의 구성 성분으로는 지방이 50~60%, 단백질이 40%, 기타가 0~10% 정도이다.

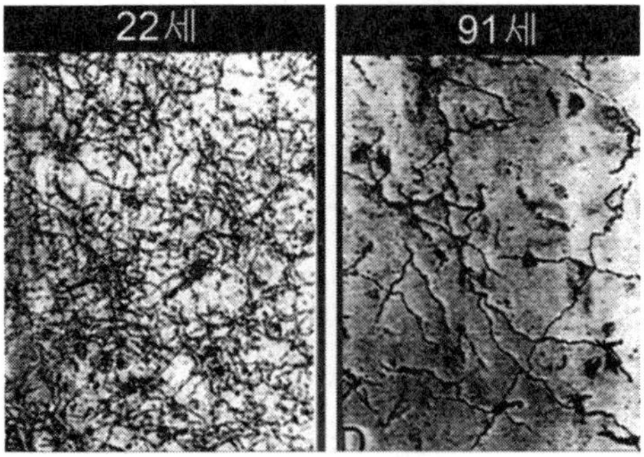

신경세포와 노화

신경세포

최적화된 뇌는 뇌에 공급되는 영양분이 무엇인가에 따라 상당히 좌우된다. 뇌 영양학에서는 인간의 본성이 언제, 무엇을 먹었는지에 따라 성격은 물론이고, 정서나 머리의 좋고 나쁨까지 결정된다고 본다.

뇌에 절대적으로 필요한 영양소로서 탄수화물은 뇌의 모든 활동 에너지원으로 사용되며, 단백질은 신경전달물질의 구성성분이다. 또한 지방은 신경세포의 축삭을 감싸는 수초(미엘린)의 원료이며, 인지질은 세포막과 세포 내 소기관의 막의 구성성분이기도 하다. 특히 에너지원인 탄수화물이 부족하면 뇌, 신경계, 적혈구, 근육 등은 오직 포도당만을 에너지원으로 하기 때문에 혈당치가 떨어지면 수분 내로 기능을 잃는 수가 있다. 뇌에 당분이 결핍되었을 때 지방산을 분해해서 에너지원을 삼기도 한다. 하지만 지방산이 분해되면서 혈액을 산성화시키고 활성산소라고 하는 노폐물이 20~30%까지 증가한다. 우리 몸은 불리한 방식으로 에너지를 만들려 하지 않는다. 뇌는 포도당을 지속적으로 에너지로 이용하고 싶어 한다. 그것은 생명현상의 기본이다.

몸과 마음을 만들어 내는 기본 단위인 세포는 어떻게 생겼을까?

신경세포는 일반적으로 세포체와, 거기에서 뻗어 나온 하나의 축삭 그리고 세포체에서 여러 방향으로 뻗어 나온 수상돌기라는 세 가지 부분으로 이루어져 있다. 신경세포에서 발신된 신호의 방향은 항상 세포체에서 축삭으로, 즉 중심에서 말단으로 향하고, 수신방향은 반대로 말단의 수상돌기에서 중심의 세포체로 향한다.

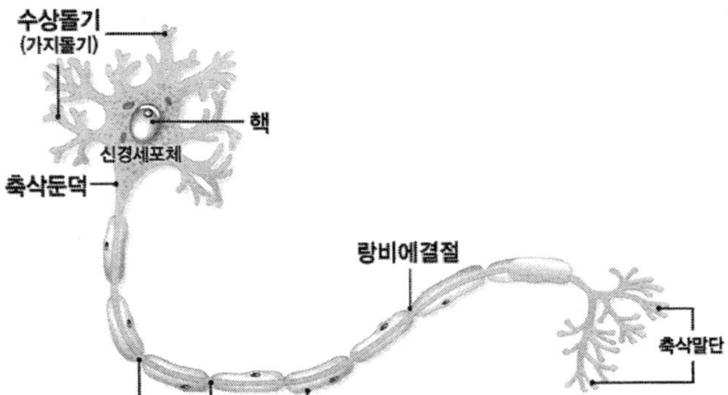

신경전달세포(뉴런)

정보가 하나의 신경 세포에서 다른 신경세포로 전달되기 위해서는 한쪽의 축삭의 끝부분이 다른 세포의 수상돌기와 접해 있어야 한다. 이 연락 부분은 시냅스(신경 접합)라는 특별한 구조를 형성하여 공간을 이루고 있다. 하나의 신경이 흥분하면 → 전기 신호가 세포체에서 축삭을 통하여 전달 → 축삭 말단에 이르면 거기에서 신경 특유의 화학 물질을 시냅스 공간속으로 방출 → 방출된 화학 물질을 수용체가 인식 → 화학 물질과 수용체는 열쇠와 열쇠 구멍의 원리와 같이 결합하여 화학 반응을 일으키면 그 반응이 반대로 수상돌기에서 중심으로 향하는 전기 신호가 되어 세포체에 전달된다.

신경전달물질

신경전달물질은 시냅스 공간으로 방출되는 화학물질을 말한다. 뇌의 특정 부위의 기능을 향상시키거나 저하시킬 수 있을까? 정답은 '가능하다'.

신경전달물질은 뇌 영양학의 최대의 과제이다. 잘 알려져 있는 신경전달물질인 아세틸콜린은 기억(치매)과 관련되어 있고, 세로토닌은 중용의 호르몬(행복호르몬)이라고 하며 우울증과 관련 있다. 도파민은 운동(파킨슨) 주의, 학습과 관련되어 있다. 노르아드레날린은 적당한 긴장을 유도하며, 지나치면 공격성, 불안이 생긴다.

신경전달물질의 이상으로 생기는 질환에는 정신분열증(Schizophrenia), 우울증(depression), 알츠하이머병(Alzheimer's disease), 그리고 파킨슨병(Parkinson's disease), 치매, 헌팅턴무도병, 크로이츠펠트－야콥병, 근위축경화증(루게릭병), 기분장애, 공황장애, 강박증, 외상 후 스트레스증후군 등이 있다.

이 신경물질의 합성과 이동들은 비타민과 무기질이 담당하고 있다. 신경전달물질은 시냅스 공간으로 방출되는 화학물질을 말하는데, 이 신경전달물질의 자연스러운 흐름이 육체적·정신적 건강의 열쇠이다. 흐름이 과도한 경우 시냅스가 넘쳐 신경세포의 신호가 다음 신경세포로 이동하지 못하게 되며, 반대로 흐름이 부족한 경우, 그 신호는 어느 곳으로도 이동하지 못할 수 있다. 우리 몸은 이 신경전달물질의 과다나 결핍에 반응하여 지치거나 아예

작동을 멈추어 정신적 불안정이나, 산만함, 지나친 행동들이 발생한다.

뇌에서 지령을 내리는 신경이 정상적인 기능을 유지하기 위해서는 몇 가지의 비타민 B군이 필요한데, 근육과 신경을 움직이는 에너지를 만드는 비타민 B1, 신경전달물질의 생성에 관여하는 비타민 B6, 뇌에서 단백질을 합성하거나 회복시키는 데에는 비타민 B12가 필요하다. 이 중에서 한 가지만 부족해도 신경은 정상적으로 기능을 발휘하기 어렵다. 비타민 C는 뇌에서 전체의 70% 정도를 사용하고 장기의 항산화 영양소이며, 뇌에서는 통합적 사고에 기여한다. 신경전달물질 합성으로 IQ 상승과, 뇌량을 건강한 상태로 유지시켜 주며, 즉 좌우뇌 균형에 중요한 역할을 하며, 비타민 C가 부족한 산모는 태아의 뇌신경장애를 유발할 수 있다. 좌우뇌 균형이 맞아야 뇌를 효율적으로 사용하며 정서적인 안정이 있다고 하니 비타민 C는 항 스트레스에 꼭 필요한 영양소이다.

비타민의 작용

비타민		발견년도	주된 결핍증	가벼운 결핍증
지용성	비타민 A	1915	야맹증, 각막 건조증	어둠순응 저하, 피부건조
	비타민 D	1919	구루병(곱사병)	특별히 없음
	비타민 E	1922	용형성 빈혈	특별히 없음
	비타민 K	1935	두개내출혈	특별히 없음
수용성	비타민 B1	1911	각기병	피로감, 식욕 부진
	비타민 B2	1933	구강염, 구순염	구내염, 눈의 충혈, 피부염
	비타민 B6	1934	피부염, 경련	식욕 부진, 빈혈
	비타민 B12	1948	악성 빈혈	특별히 없음
	니아신	1937	펠라그라	피부염, 식욕 부진
	판토텐산	1933	혈압 저하, 부신기능 저하	두통, 피부염
	엽산	1941	대적혈구성 빈혈	설사, 설염
	비오틴	1936	피부염	근육통, 탈모, 피로감
	비타민 C	1928	괴혈병	식욕 부진, 잇몸 출혈

SOLUTION

과학이 발달함에 따라 서로 다른 기능을 하고 있는 많은 신경전달물질들이 끊임없이 발견될 것이다. 이 신경전달물질 체계의 특성을 밝힘으로써 인간 정신세계의 본질을 규명할 수 있을 것이다.

1. 수분 섭취를 충분히 한다.
2. 오메가 3, 비타민 B군 섭취, 뇌 영양에 좋은 식품
3. 뉴로피드백 훈련으로 신경전달물질 체계를 변화시킴
4. 스트레스와 수면의 질을 정상화
5. 뇌기능을 좋게 하는 식품

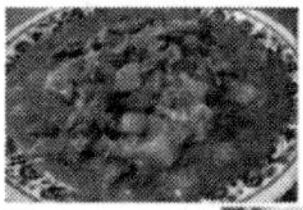

인지능력 개선
뇌세포 건강
기억력 증가
강력 항산화제

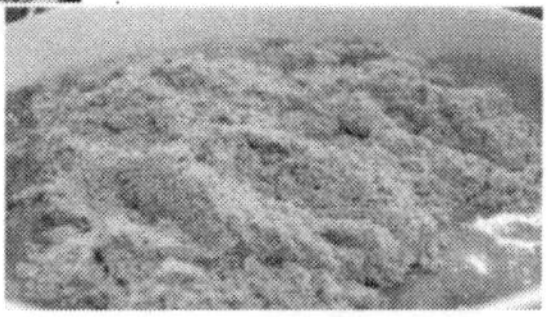

카레(커뮤민)

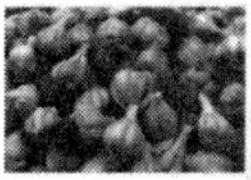

체력과 기억력 회복

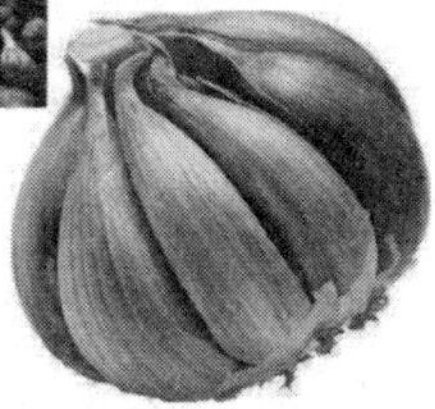

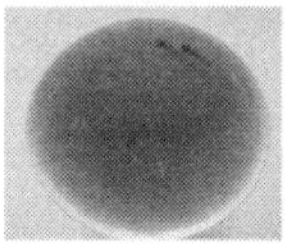

뇌의 산소공급 증가
뇌세포대사 촉진
뇌파조절로 α-파 증가시켜 집중력,
암기력, 기억력, 창의력 등 학습능력 향상
정신적 긴장과 스트레스 해소시킴

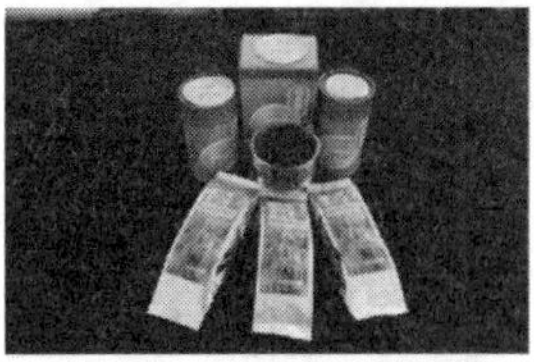

가바차
녹차 가바차
(카테킨, 데아닌)

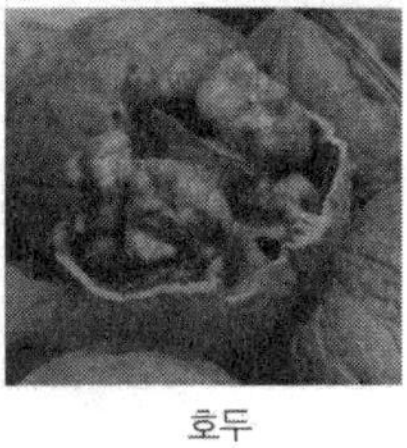

뇌 자극과 노화 억제
오메가-3 지방산 풍부
학습능력과 시각능력 개선
인지능력 향상
하루 2-3개 효과

호두

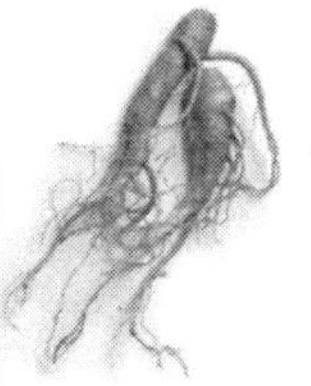

신경 정신관련 증상예방
신경보호효과
해마의 가소성을 높여
단기기억, 장기기억 촉진

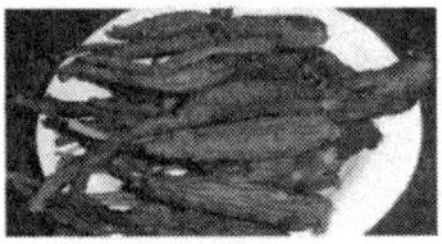

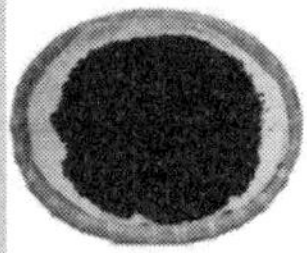

검은깨

인지력과 기억력 증진에 탁월
검은색(안토시아닌, 세사미놀) 성분은
항산화 기능 비타민 B군, 철, 아연 풍부
학습능력증진
뇌졸중, 치매 예방
혈액순환개선, 기억력 증진

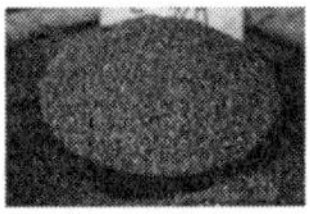

들깨

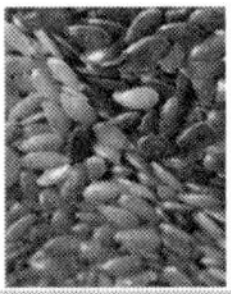

아마씨

뇌에 해로운 산화물질 제거

검은콩

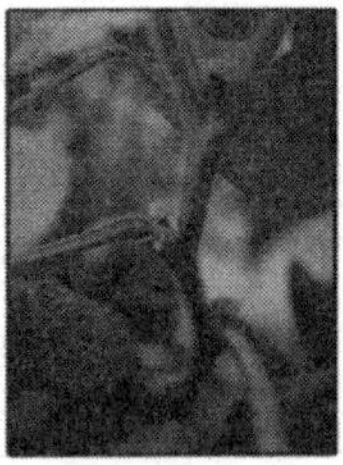

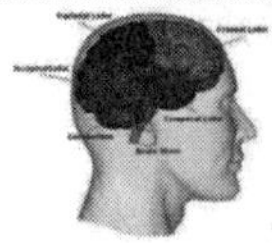

학습기능과 기억력 증진

등푸른 생선
(DHA등뿍)

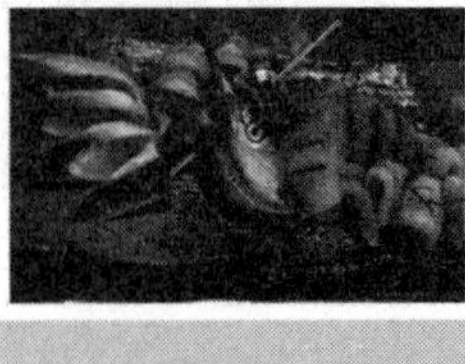

03
CHAPTER

몸과 마음을 바꾸어 주는 뉴로피드백

CHAPTER 03

몸과 마음을 바꾸어 주는 뉴로피드백

01

뇌파란?

뇌의 신비로운 작용을 이해하고 뇌 활용법에 대하여 이야기하고자 한다. 개인이 지닌 뇌신경 생리학적 지표를 이용하여 인간의 사고활동에 대한 두뇌와 기능 상태를 과학적으로 조사하는 방법으로 뇌파 측정이 있다. 그럼 뇌파란

무엇인가? 뇌파는 뇌 세포 간에 정보를 주고받을 때 발생되는 전기적인 신호를 일컫는다. 우리가 두피상에서 측정하는 뇌파는 수천만에서 수억 개의 뇌세포들이 동시다발적으로 발생하는 뇌파들의 총합을 보는 것이다. 이 뇌파는 우리의 정신 활동 상태에 따라 일정한 리듬이 정해져 있다. 1,000억 개의 뇌세포와 100조 개의 시냅스에서 만들어 내는 뇌파이지만 뇌 활동 상태에 따라 모든 인간이 다 똑같은 리듬을 만들어 낸다.

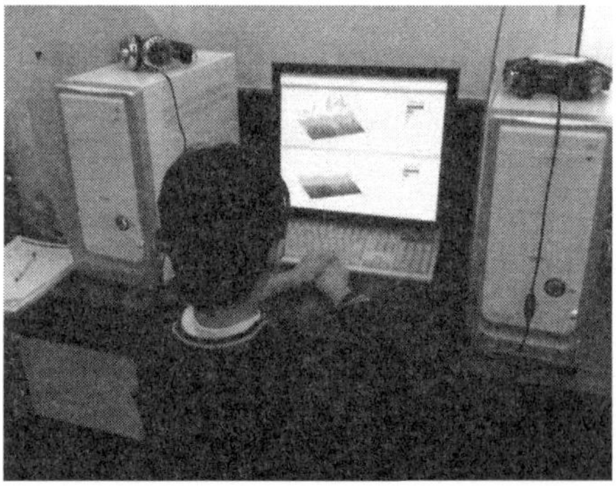

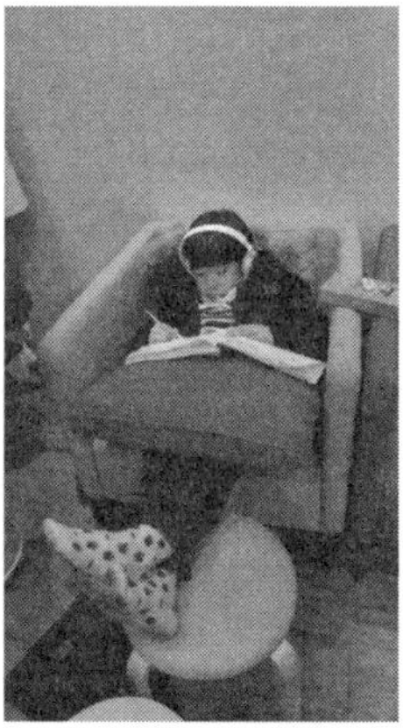

따라서 우리가 뇌파만 보고도 뇌의 활동상태, 건강상태, 감정상태 등을 판단할 수 있는 것이다. 예를 들면, 불면증인 사람은 잠을 자려고 해도 뇌에서 수면파인 세타파가 안

나오고 활동파인 저 베타파가 나오는 사람이다. 학습장애아는 공부하려고 해도 활동파인 저 베타파가 안 나오고 수면파인 세타파가 나오는 사람이다. 우리가 만일 의식적으로 뇌파를 조절할 수 있다면 우리의 정신상태도 마음대로 조절할 수 있다는 것이다. 이런 뇌파는 달리 말해 정신적 항상성이라 할 수 있다.

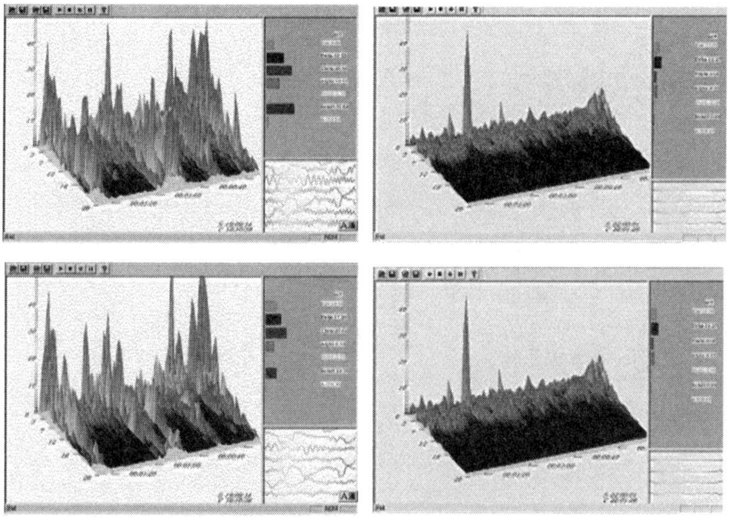

안정적인 뇌파와 불안정한 뇌파

뇌파분석서비스(BPS, Brainwave Profiling Service)는 시간별 뇌파 값을 주파수로 변환시켜 밴드별로 진폭의 세기를 비교하는 방법인데, 서파나 속파화 정도 등도 정확히 파악하며, 스트레스 정보를 객관적인 지표로 제공한다. 저자가 개발한 뇌파분석서비스는 스트레스 정도와 적성, 성향과 진로 분석 등을 36가지 유형으로 정량화하였다. 지금까지 뇌파와 관련된 선행 연구들을 참고해 본다면, 본 연구에서 활용한 스트레스 지수들은 유용한 지표가 될 수 있을 것으로 사료된다.

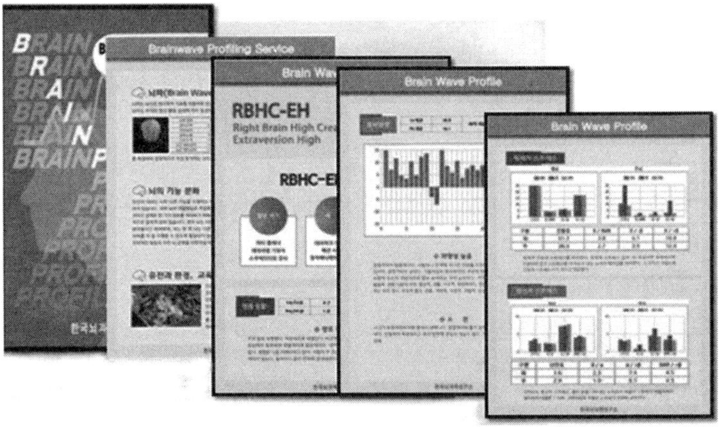

뇌파분석서비스(BPS : Brainwave Profiling Service)

출처 : 한국뇌과학연구소 홈페이지(www.koreabsi.com)

02

뇌의 작용과 활용 방법

성장센터에 내원한 초등학생 280명의 저신장 아이들과 표준신장인 아이들을 대상으로 뇌파를 분석한 결과, 저신장 아이들은 스트레스를 이겨내는 능력이 떨어지고 육체적·정신적으로 산만도가 높게 나왔다. 이는 역설적으로 키 성장에 방해가 되는 영양상태, 스트레스나 생활습관, 수면장애 등으로 몸의 항상성이 많이 떨어져 있다는 것을 암시하는 결과이다.

저신장과 표준신장 초등학생의 뇌기능 차이 분석

초등생	저신장 평균	표준신장 평균	평균차이
주의지수	54.44	56.99	-2.55
항스트레스지수	73.52	74.86	-1.34
육체적 긴장도	16.65	15.27	1.38
정신적 산만도	0.71	0.66	0.05
좌우뇌균형	71.52	70.98	-0.46
브레인지수	66.02	71.29	-5.27

03

뉴로피드백이란?

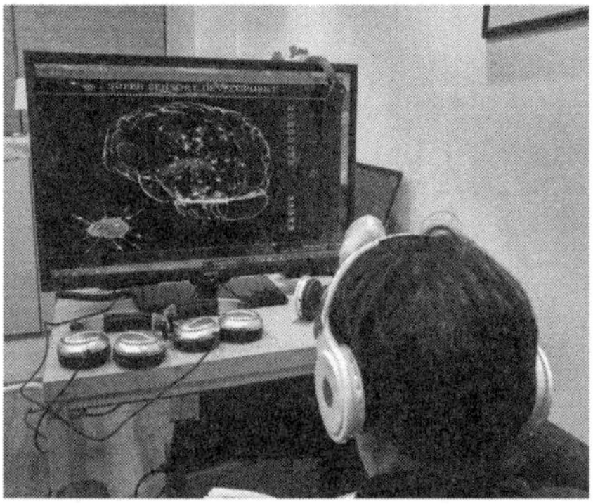

뇌 세포 간에 정보를 주고받을 때 발생되는 전기적인 신호의 총합을 '**뇌파**'라고 부르는데, 뇌파는 뇌의 상태를 볼 수 있게 하는 중요한 수단이다. 뉴로피드백은 뇌파를 측정 분석하여 자신의 두뇌상태를 알고 자신의 상태를 스스로 만들어 갈 수 있도록 훈련시키는 기술이다. 즉, 뉴로피드백이란 일명 뇌파 바이오피드백이라고도 하며, 자신의 뇌파정보를 직접 눈으로 보면서 뇌 발달에 필요한 뇌파를 스스로 조절하여 뇌신경네트워크를 발달시켜 뇌의 가소성을 향상시키고 뇌신경조직과 네트워크를 재조직하고 재구성하여 뇌를 스스로 활성화시키는 과학적이고 효과적인 방법이다. 그러므로 외부환경으로부터 자극이 들어와도 적절하게 반응함으로써 자율신경계의 조화를 균형 있게 맞추어 주고, 체내의 상태를 일정하게 유지시켜 줌으로써 인체의 항상성(homeostasis; 체온, 혈압, 체액의 pH, 체내에서 필요한 물질의 양 등)을 높여준다.

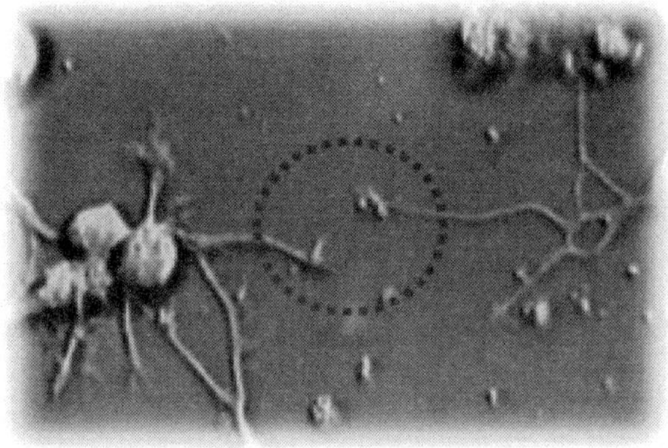

〈뉴로피드백 훈련 전〉

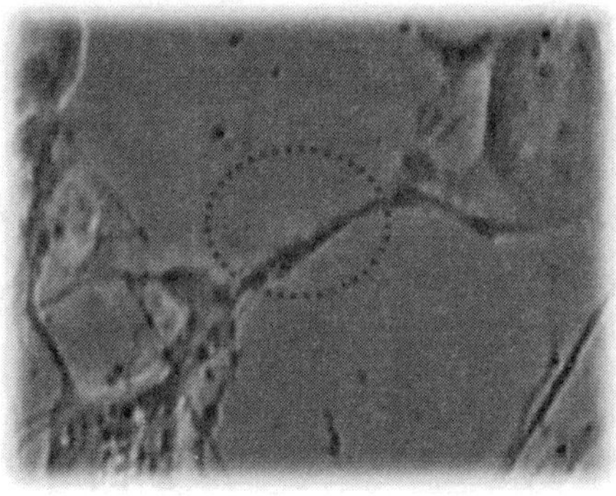

〈뉴로피드백 훈련 후〉

뉴로피드백 훈련 전후 비교

04

뉴로피드백의 효과

수많은 임상실험들이 학습능력 향상이나 정서적 성향 개선뿐만 아니라, 우울증, 불안, 불면, 두통, 만성피로, 정신장애 등을 대상으로 이루어져 성공적인 결과를 가져왔다.

훈련 방법은 게임형식으로서 흥미 유발, 주의집중력 향상, 긴장 이완을 도와주는 시스템이며, 거울을 보고 잘못된 자세를 교정하듯이 모니터를 통하여 뇌파정보를 직접 눈으로 보면서 뇌신경 네트워크를 발달시키는 훈련이다. 또한 수면이나 면역, 그리고 키 성장 프로그램으로 편안한 자세로 명상하듯이 하는 프로그램도 있으며, 시지각 훈련, 청지각 훈련 등 다양한 방법이 활용되고 있다.

- 두뇌의 정보전달 능력, 즉 이해가 빨라진다.
- 집중할 수 있는 능력이 강화된다.
- 생각이 깊어지면 판단력과 추진력이 향상된다.
- 만성 두통이 해소된다.

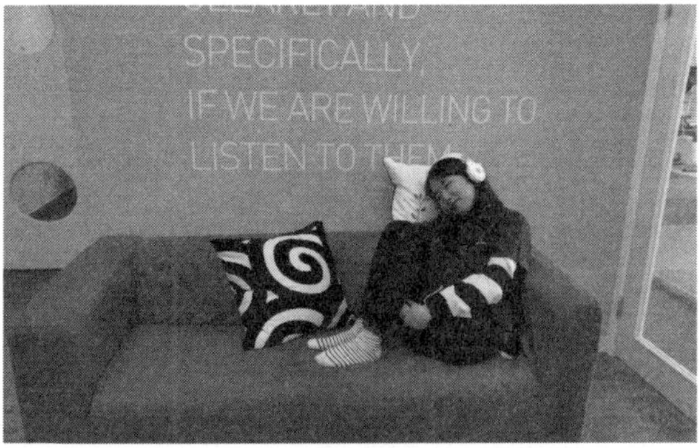

힐링, 통합

- 소극적이고 심약한 성격이 밝고 긍정적으로 바뀐다.
- 스스로 자신의 행동과 생각을 조절할 수 있는 능력이 향상된다.
- 불안심리, 사회성 부족, 불면의 해소를 도와준다.

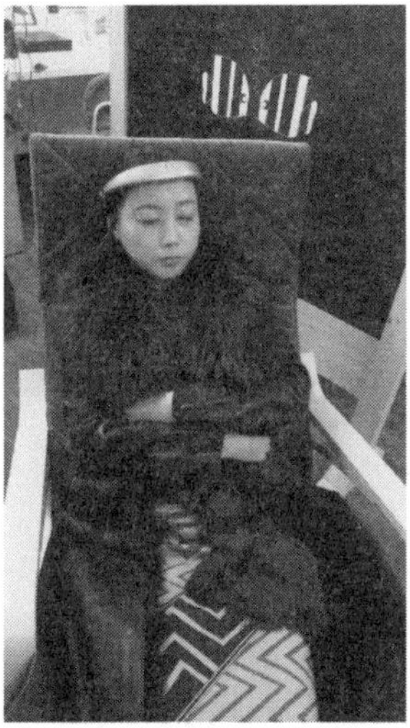

수면 유도

04

CHAPTER

핵심 솔루션

CHAPTER 04

핵심 솔루션

01

디톡스 프로그램(Detox Program)

〈해독주스〉

・준비물

양배추 4분의 1개, 토마토 4개, 당근 1개, 브로콜리 1개, 생수

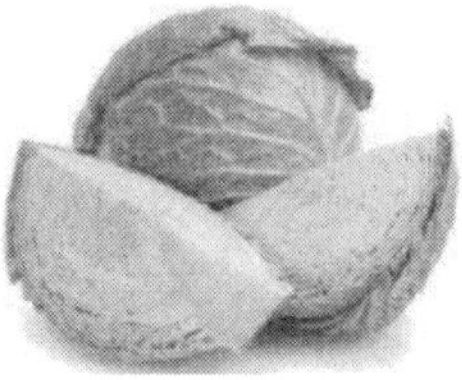
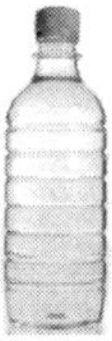
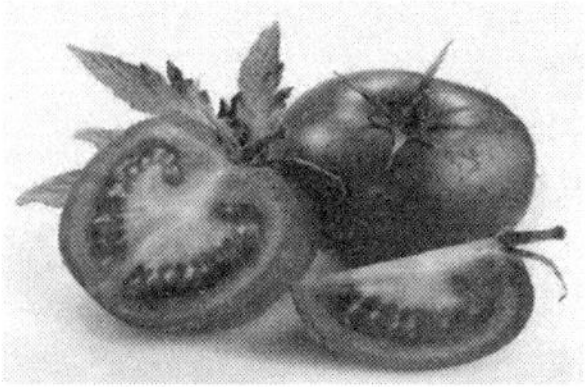
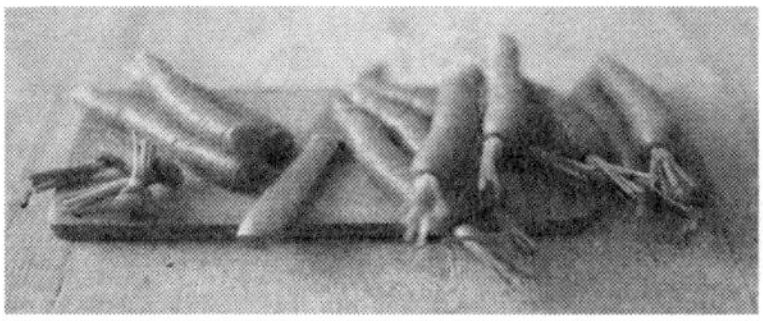
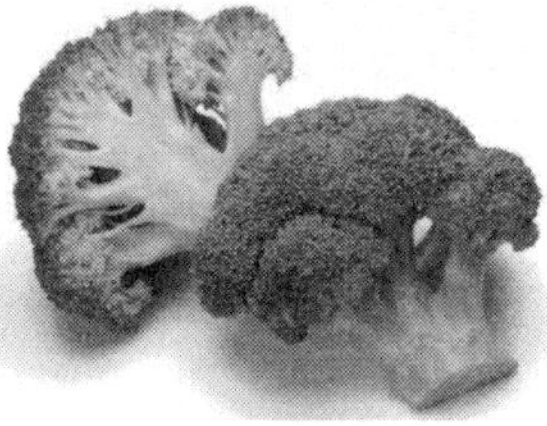

만드는 방법

모든 재료를 한데 모아 냄비에서 10분에서 15분 정도 삶아서 생수를 넣고 믹서기로 갈면 완성. 기호에 따라 단맛을 더하기 위해서 사과나 바나나를 넣어도 좋다.

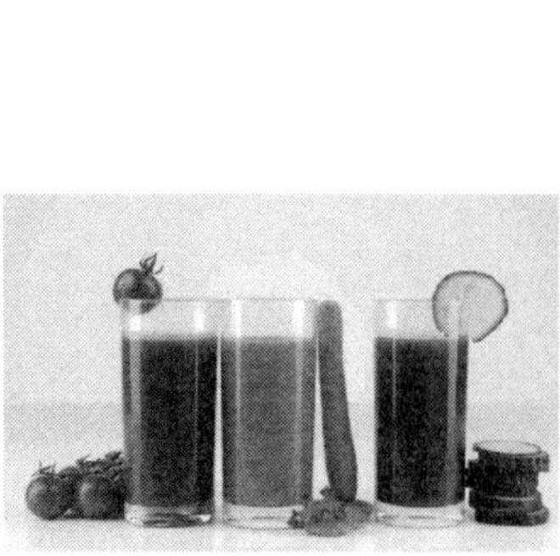
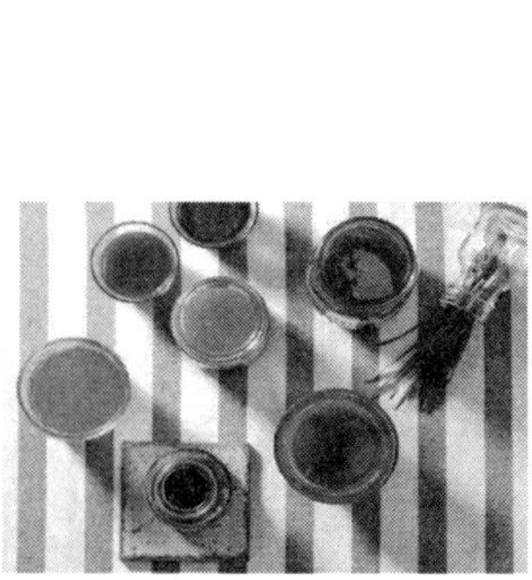

산화질소의 생성이 중요하다

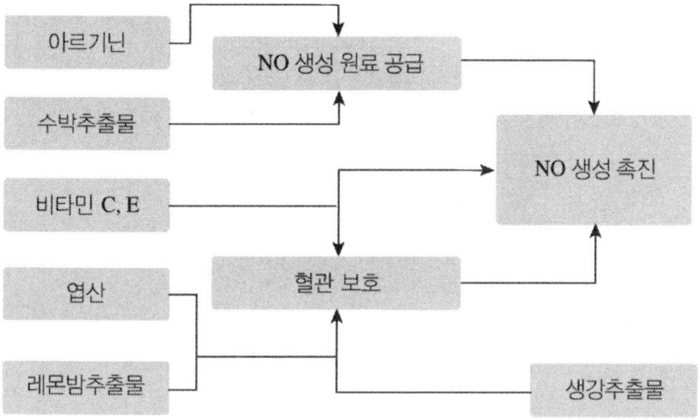

산화질소(NO) 생성 경로

① L-아르기닌(단백질)

혈관확장, 혈류량 개선, 불로초, 염증제거

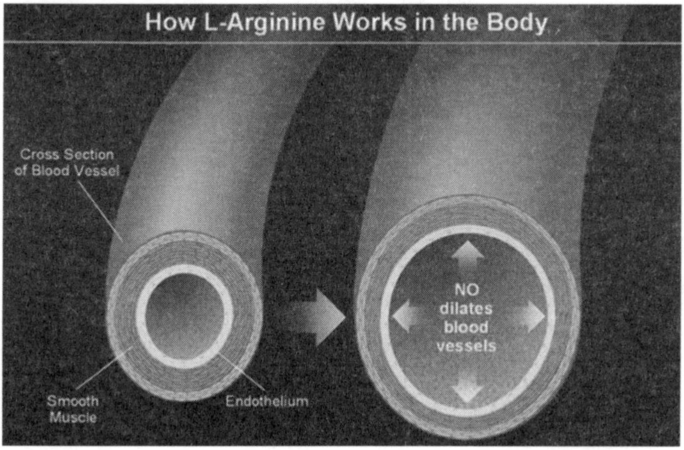

② 시트룰린(수박추출물)

독소성분 제거, 강장제, 혈액순환

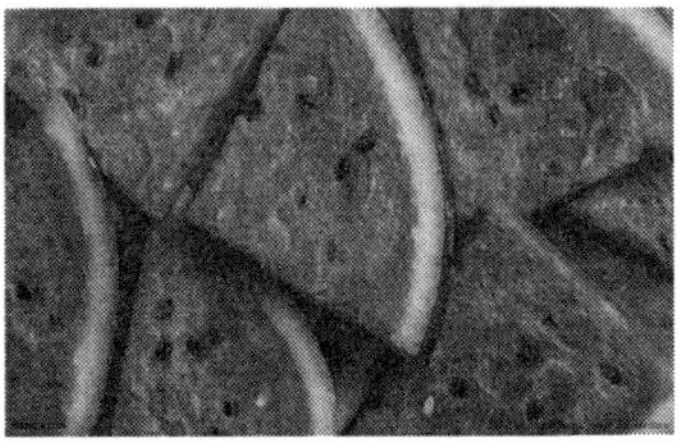

③ 비타민 C, 비타민 E, 엽산

항산화, 신경조직, 색전증, 중풍 예방

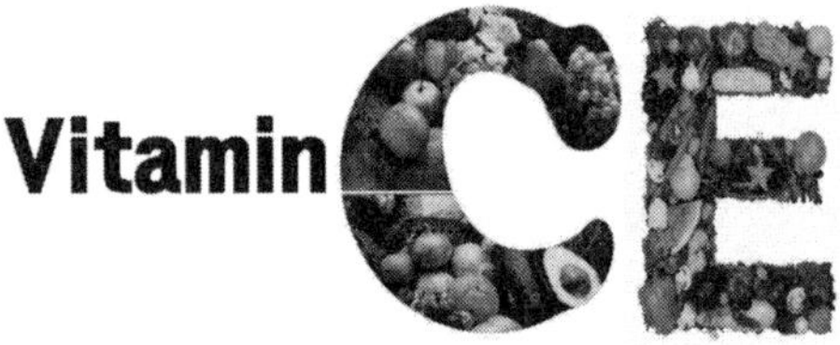

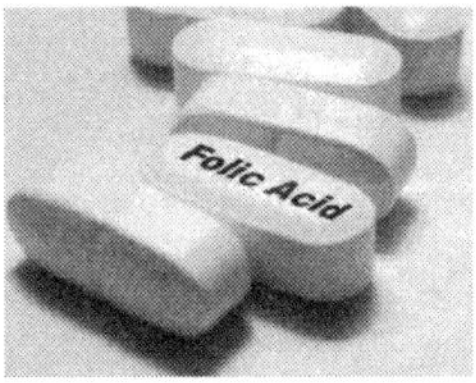

02

기본적인 프로그램

- 유산균 : 프로 바이오텍과 프리 바이오텍을 섭취
- 물 : 개인 몸무게의 4% 섭취. 감량 시는 수분량 더 필요

탄수화물 섭취를 줄이고 단백질 양을 늘린다.

일반적으로 하루 단백질 요구량은 개인 몸무게만큼의 g이 필요하다(예 몸무게 50kg이면 50g, 감량 시나 키 성장 시에는 더 많은 양이 필요하다).

글루텐이나 카제인의 섭취를 제한한다.

비타민 무기질을 섭취하며, 부족 시에는 영양제로 보충한다. 특히 스트레스나 뇌기능에는 비타민 C, 오메가 3, 비타민 B12가 필요하다.

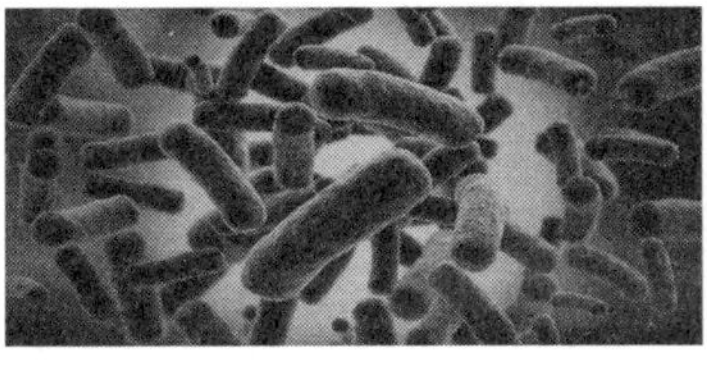

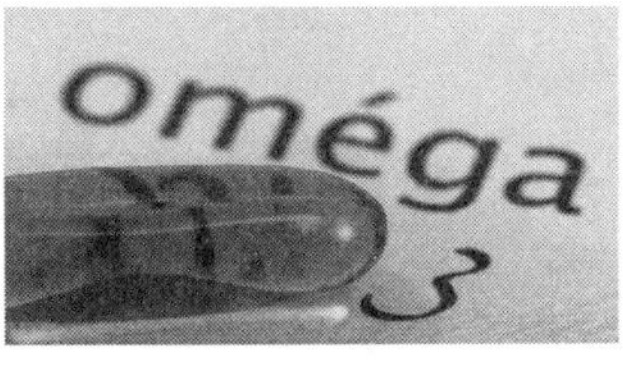

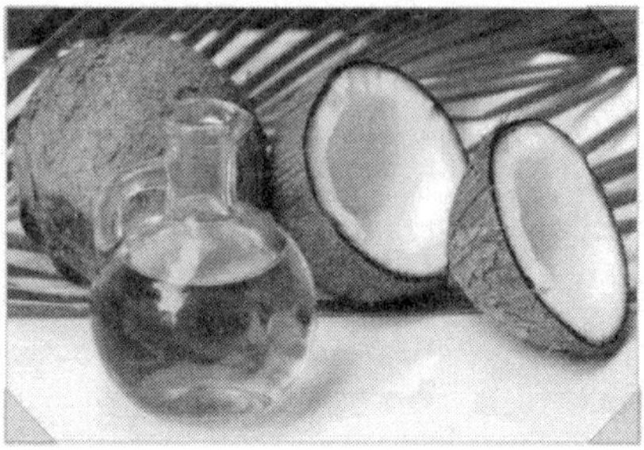

03

항산화 식품

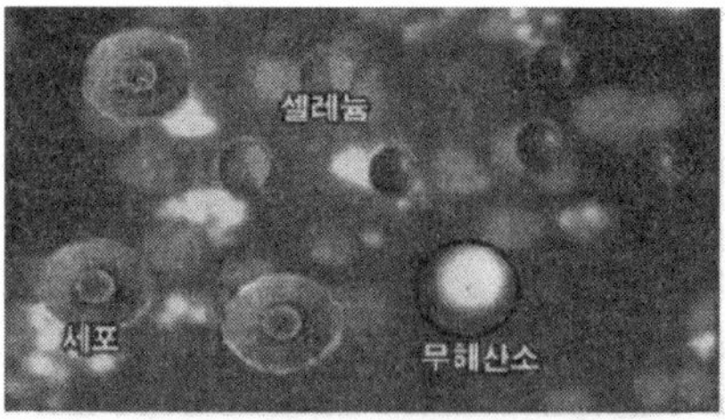

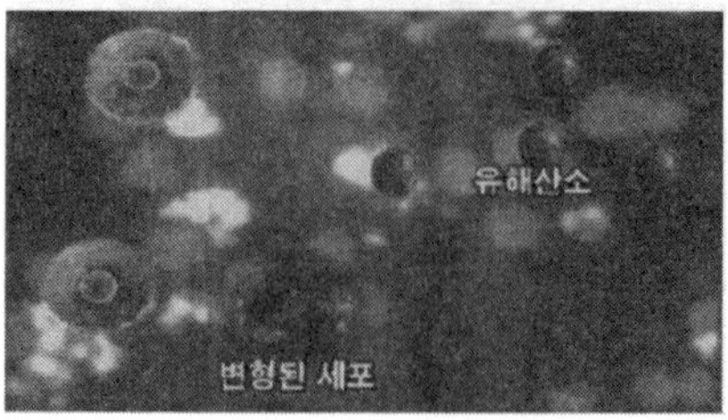

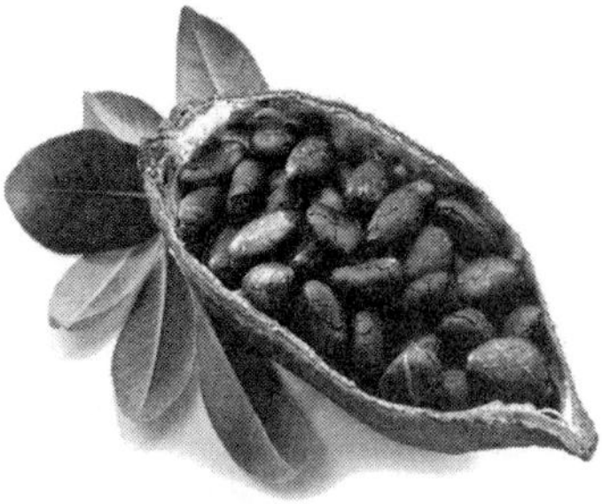

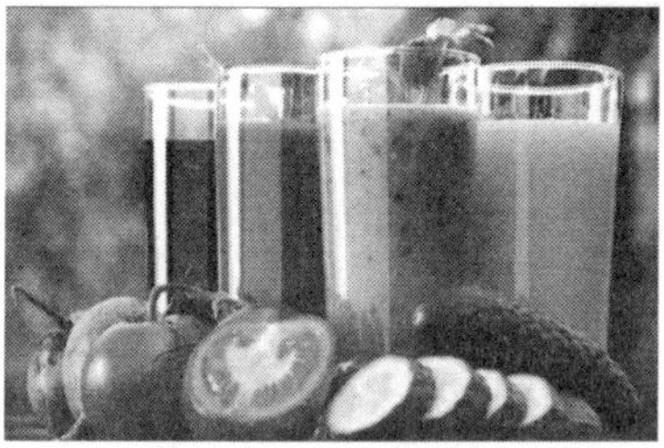

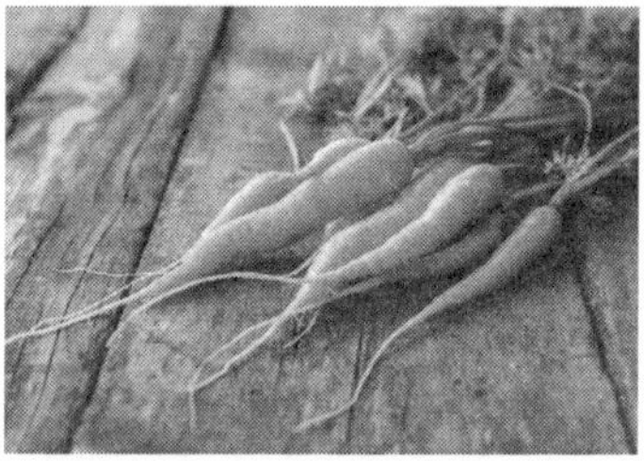

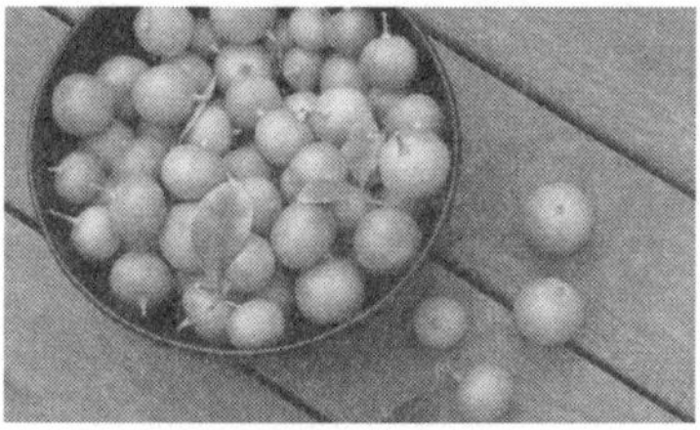

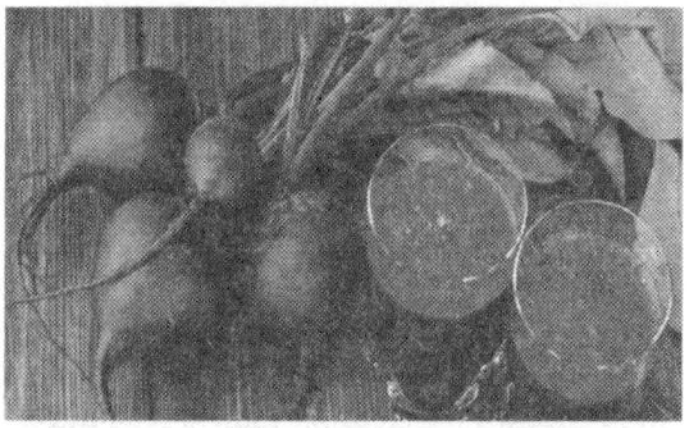

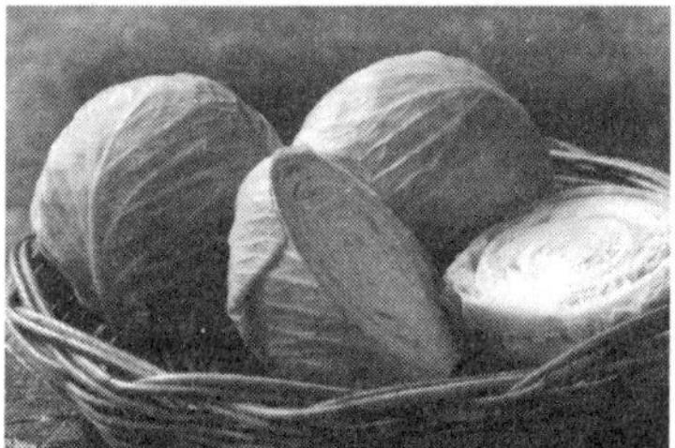

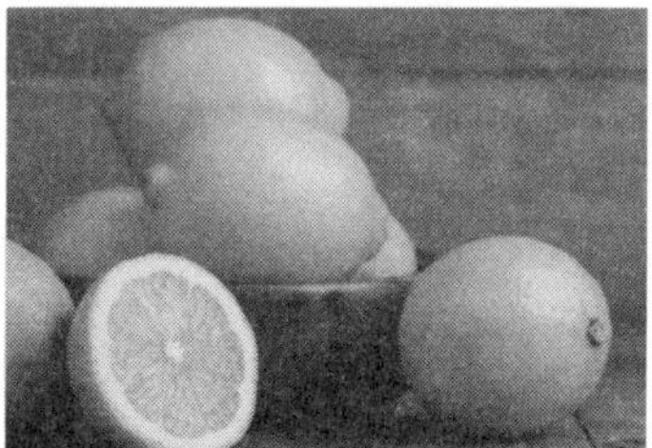

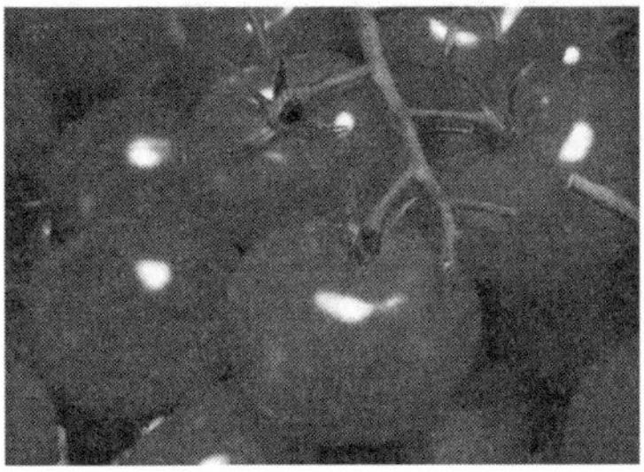 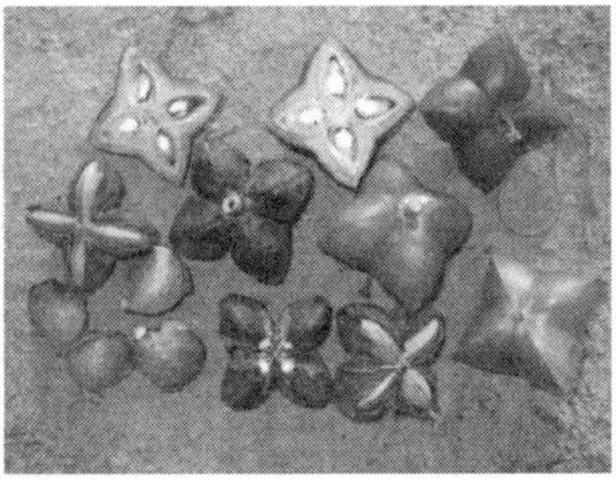

04

인슐린 저항성이나 감량 시 프로그램

탄수화물의 섭취를 줄이고 단백질 섭취를 늘린다. 수분 섭취도 중요하다.

우리 몸은 근육보다 지방을 더 소중하게 여긴다. 특히 렙틴 저항성과 인슐린 저항성이 진행된 경우는 적게 먹는다고 개선되지 않는다. 잠자기 전 4시간과 하루 12시간의 금식이 필요하고, 6시간 이상의 수면시간을 지켜야 한다. 긴장을 완화하며 편안함과 행복감을 느낄 때 심신이 안정되고, 기분이 좋아지면 식욕이 억제된다.

식이보충제로는 셰이크를 섭취한다. 대두단백질에는 근육회복을 위한 글루타민과 아르기닌이 많이 들어 있다. 인슐린수치가 계속 낮으면 우리 몸은 간에서 지방산을 쪼개어 케톤을 에너지로 사용한다. 코코넛 오일은 포화지방산이지만 간에서 바로 분해되어 체지방으로 축적되지 않는다. 인체가 구축한 4개의 방어선은 코 점막 분비액과 입안의 침, 위산, 장내박테리아, 장내 점막방어선이다. 유산균의 섭취가 중요하다.

단백질, 유산균, 오메가 3, 비타민 B, 비타민 C의 섭취를 늘인다.

비타민 B군은 에너지 대사와 뇌기능에 효능이 있으며, 비타민 C는 감량과 스트레스 해소에 도움이 되는 영양소이다. 인체의 70% 정도를 뇌에서 소비한다.

우리의 인체는 3주 정도면 생체리듬을 회복하고 인슐린 저항성이나 렙틴 저항성에서 벗어날 수 있다. 3주는 체지방을 감량하고 살찌지 않는 몸을 만드는 건강한 다이어트의 시작이다.

다음 3주 프로그램처럼 간헐적 단식을 시도해 보는 것도 방법이다.

〈1주〉

1~3일	하루 4번 셰이크	녹황색 채소, 코코넛 오일
4~7일	하루 3번 셰이크	한 끼 현미밥 1/2공기, 해조류, 채소

〈2주〉

하루 두 끼 셰이크로 식사	한 끼 현미밥 1/2공기	해조류, 채소
1주일에 한 번 24시간 단식		

〈3주〉

하루 두 끼 셰이크로 식사	한 끼 현미밥 1/2공기	해조류, 채소
1주일에 두 번 24시간 단식		

오메가 3, 비타민 B군, 비타민 C, 코코넛 오일 섭취

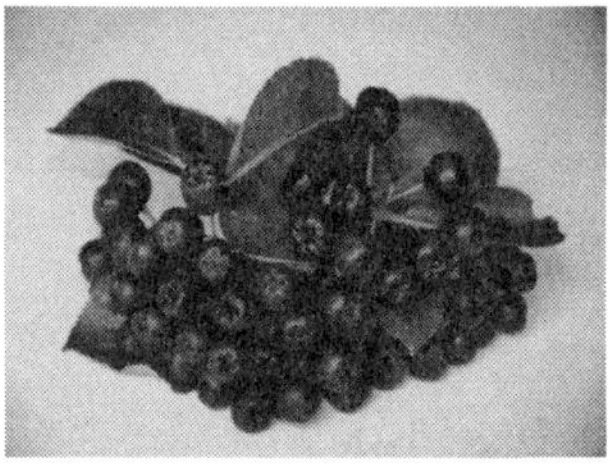

〈아로니아〉

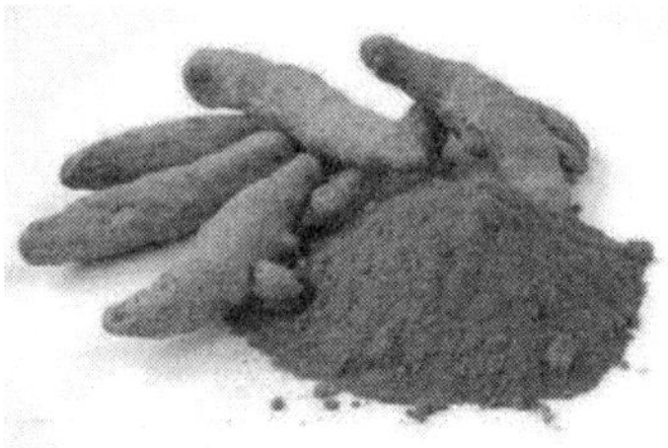

〈강황〉

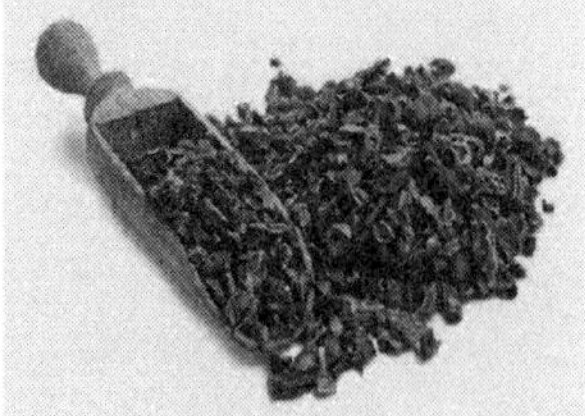

〈카카오 닙스〉

3대 항산화식품

참고문헌

[학술지(등재지)]

김선형(2014). 비만인과 비비만인의 스트레스 저항차이와 비만인의 뉴로피드백 훈련효과. 서울벤처대학원대학교 박사학위논문.

김선형・백기자(2012). 뇌파기반 성인 비만인의 뇌기능과 비만도와의 상관성 연구. **한국산학기술학회 논문지, 13**(7), 2949-2954.

백기자(2009b). 혈액형과 주의력 및 행동성향 간의 관계 연구－초등학생 대상으로－. **영재교육연구, 19**(2), 333-352.

______(2009d). 중・고등학생의 혈액형과 뇌기능 및 좌・우뇌 선호도와의 관계 연구. **한국산학기술학회 논문지, 11**(11), 4260-4265.

______(2010a). 유아들의 스트레스 저항능력에 뉴로피드백 훈련이 미치는 영향. **한국산학기술학회 논문지, 11**(3), 1066-1070. (우수논문상 수상)

______(2010c). 청각장애 학생들의 일상적 스트레스저항 능력에 뉴로피드백 훈련이 미치는 영향 분석연구. **한국산학기술학회 논문지, 11**(9).

______(2011a). 전전두엽 뉴로피드백 훈련이 유아들의 습득도에 미치는 영향 연구. **한국산학기술학회 논문지, 12**(6), 2548-2553. (우수논문상 수상)

백기자・김주연・이선규(2007a). 뇌파측정을 통한 비만인의 뇌 기능분석과 연령별 뇌기능 차이 연구. **한국미용학회지, 13**(2), 497-506.

백기자・박병운・안상균(2008c). 유아들의 혈액형과 정서적 성향 간의 관계 연구. **한국산학기술학회 논문지, 9**(6), 1818-1824.

백기자・안상균(2009a). 시계열 선형분석을 통한 유아들의 좌・우뇌 균형에 전전두엽 뉴로피드백 훈련이 미치는 영향 연구. **한국산학기술학회 논문지, 10**(7), 1673-1679.

____________(2018). 초등학생들의 키 성장에 미치는 영향 분석연구. **한국산학기술학회 춘계 학술발표논문집**, 321-323.

백기자 · 이지안 · 안상균(2018). 자기조절 능력과 수면의 질이 초등학생의 키 성장에 미치는 영향. **한국인체미용예술학회지, 19**(2), 195-206.

안상균(2010). 전전두엽 뉴로피드백 훈련이 초등학생들의 자기조절 능력에 미치는 영향. **한국산학기술학회 논문지, 11**(11), 4161-4166.

______(2011). 전전두엽 뉴로피드백 훈련이 사춘기 청소년의 자기조절능력과 학습동기에 미치는 영향. 서울불교대학원대학교 박사학위논문.

안상균 · 백기자(2009). 뇌파조절훈련을 통한 스트레스 저항능력이 학업성취도에 미치는 영향 연구－초등학생을 대상으로－. **한국산학기술학회 논문지, 10**(10), 2952-2958.

안상균 · 백기자 · 정수현(2010). 아동 바둑 학습이 뇌의 활성도와 정서에 미치는 영향연구. **한국산학기술학회 논문지, 11**(4), 1436-1441.

정운주 · 이지안 · 백기자(2017). 비만아동과 비 비만아동 간 스트레스저항 차이와 비만도 집단 간 스트레스저항 차이 분석. **한국산학기술학회논문지, 18**(12), 346-351.

[단행본]

김수현(2007). **내 아이 똑똑하게 만드는 천재밥상**. 서울 : 휴먼앤북.

김정숙 외(2007). **생애주기영양학**. 서울 : 광문각.

김종성(2005). **춤 추는 뇌**. 서울 : 사이언스 북스.

나카가와 하치로(김태호 역)(1999). **머리가 좋아지는 영양학**. 서울 : 아카데미서적.

마조구치 도루(김세원 역)(2011). **마음을 망치는 음식, 마음을 살리는 음식**. 서울 : 비타북스.

백기자(2012). **뇌를 알면 우리아이의 미래가 열린다**. 경기 : 공동체.

백기자 · 김선형(2012). **행복한 뇌를 위한 똑똑한 밥상**. 경기 : 공동체.

백기자 · 성제혁(2017). **키메이커**. 서울 : ER 북스.

월터 C. 윌렛(손수미 역)(2009). **하버드 의대가 당신의 식탁을 책임진다**. 서울 : 동아일보사.

John N. Demos, MA, LCMHC, BCIA-EEG(권형규 역)(2010). **뇌 교육 뇌 치료**. 경기 : 교육과학사.

MARK F. BEAR 외(강봉균 외 공역)(2009). **신경과학**(제3판). 서울 : 바이오메디북.

저/자/약/력

■ **백기자**

저자는 뉴로피드백으로 뇌 과학 박사학위를 받았다. 현재는 한국 뇌 과학연구소 연구원장으로 재직하고 있다. 뉴로피드백 뇌 훈련 센터를 운영하면서 학습과 정서와 관련하여 임상을 쌓았으며, 키 성장회사에 재직하면서 임상을 토대로 많은 연구결과를 발표하였다. 최초로 뇌파분석을 통한 적성, 성향, 진로 분석지(BPS)를 개발했으며, 키 성장 예측서비스(GPS) 프로그램을 제공하고 있다.

서울불교대학원대학교 뇌 과학과 전공교수, 서울벤처대학원대학교 겸임교수, 서경대학교 외래교수를 역임하였다.

뇌와 관련하여 40여 편의 논문을 발표하였으며, MBN, TV 조선, Real TV 등에 출연, 아이들의 정서와 성인들의 건강에 대한 올바른 지식을 알려 왔다.

저서 및 논문

"뇌를 알면 우리 아이의 미래가 열린다"

"행복한 뇌를 위한 똑똑한 밥상"

"키 메이커"

「뇌파 기반 비만인의 뇌기능과 비만도와의 상관성 연구」

「자기조절능력과 수면의 질이 초등학생의 키 성장에 미치는 영향」

「초등학생들의 키 성장에 미치는 영향분석 연구」

「뇌파 조절 훈련을 통한 스트레스 저항능력이 학업성취도에 미치는 영향」

「뉴로피드백 훈련에 의한 주의력 결핍성향과 정서적 성향에 미치는 영향 연구」

「혈액형과 주의력 및 행동성향 간의 관계 연구」 등

■ **안용균**

한국뇌과학연구소 연구원으로 재직 중이며, 'I am 롱키' 대표이다.

뇌파 기반 진로, 적성 분석지(BPS : Brain Profiling Service)와 키 성장 예측서비스(GPS : Growth Prediction Service)를 영어로 번역하여 아시아에 공급, 강연 중이다. 뉴로피드백 교육사, 진로분석상담사로 활동하고 있다.

고장 난 뇌와 몸을 위한 진정한 자양분

브레인 디톡스

|공저자| 백기자 · 안용균

|1판 1쇄| 발행 2018년 10월 25일
|1판 2쇄| 발행 2018년 10월 30일
|1판 3쇄| 발행 2018년 11월 20일
|1판 4쇄| 발행 2019년 4월 5일
|1판 5쇄| 발행 2020년 3월 5일

|발행인| 김동훈
|발행처| 공동체

|주소| 경기도 고양시 일산동구 호수로 358-39, 동문타워 1차 905호(백석동)
|전화| 031)920-8305(대표)
|팩스| 031)920-8308
|e-mail| compub@naver.com
|출판등록| 2005년 10월 6일
|등록번호| 제396-2005-36호

|ISBN| 979-11-6105-374-5
정가 10,000원